小症状

大隐患（第2辑）

第2版

编著 李定国

U0316185

中国医药科技出版社

内容提要

本书是讲述如何识别"小症状"和"小病征"的科普读物。在日常生活中，可能会出现某些不为人注意和重视的"小症状"和"小病征"，像怕冷、怕热、头晕等。这些看似无关紧要的身体不适和征象，在多数情况下，可能只是一时的、局部的小伤小病的表现。但是，也可能是某些严重疾病的症候。

本书着重揭示一些常见"小症状"、"小病征"的潜在危险，让读者了解它们也有"善""恶"之分，提醒人们有时"小鱼也会翻大浪"，认清"来者不善"的小病痛，及时进行检查和就医，避免耽误病情而造成不良后果。全书（上册、下册）就110种"小症状"进行讲解，有的还结合具体病例来说明。阅读这本书，有助于读者对寻常症状进行"透视"和"扫描"，从而提高对"小病微恙"的识别能力。本书可供各界人士阅读。

图书在版编目（CIP）数据

小症状　大隐患．第2辑/李定国编著．—2版．—北京：中国医药科技出版社，2014.1
ISBN 978-7-5067-6592-3

Ⅰ．①小…　Ⅱ．①李…　Ⅲ．①常见病-防治　Ⅳ．①R4

中国版本图书馆CIP数据核字（2013）第319586号

美术编辑　陈君杞
版式设计　郭小平
出版　中国医药科技出版社
地址　北京市海淀区文慧园北路甲22号
邮编　100082
电话　发行：010-62227427　邮购：010-62236938
网址　www.cmstp.com
规格　787×1092mm ¹⁄₁₆
印张　9¾
字数　136千字
初版　2009年12月第1版
版次　2014年1月第2版
印次　2014年1月第2版第1次印刷
印刷　大厂回族自治县德诚印务有限公司
经销　全国各地新华书店
书号　ISBN 978-7-5067-6592-3
定价　25.00元
本社图书如存在印装质量问题请与本社联系调换

编 委 会

编　著　李定国

参编人员　李　文　李　宁　蔡惠玲　王继芳

　　　　　蔡惠玉　李国玉　陈少君　陈　宁

　　　　　冯巧颖　冯巧薇　王乃民

第二版前言

2010 年 1 月，《小症状　大隐患》呱呱落地，如今已经三岁多了。这"娃"一问世，就受到广大读者的错爱，在其"半岁期间"就连续进行了三次印刷，说明读者觉得这"娃"还算"可'观'"。据购阅的读者反映，这本科普读物具有科学性、实用性的特点，书中介绍的自我诊病方法也具有可操作性。这本读物是以独特的表达方式进行撰写的，既有严肃、准确的医学知识，又有谐趣的叙述言辞，读者可在轻松、愉快阅读的同时对书中的内容获得深刻的印象；书中结合典型病例和相关知识，让读者无形中扩大了对所述症状的全面了解。通过回访读者，大家普遍认为此书尚属开卷有益之读物——既可益身，亦能益智。

众所周知，多数疾病的症状是"一成不变"的，不管是现在得此病还是 100 年前得此病，其症状都是大同小异的。因此，不少疾病的小症状早已为大众所熟知和掌握。但关键的是这些小症状的"隐患"却不是"一成不变"的，它会被国内外医学专家和临床医师不断发现并加以验证。因此，个人觉得将那些新发现的隐患或对某些小症状的新认识进行补充和订正是很有必要的。这也正是出版第二版的主旨。

本版对全书内容进行了全面的整理和修订，将一些新的发现和新的认识加以补充，以便使读者对各种症状潜在隐患的认识"与时俱进"。比如，近年来发现有些糖尿病患者，是因肩部疼痛就诊而被确诊的，因此，对于怀疑是肩周炎的患者，查查血糖参数，或有可能使貌似肩周炎的糖尿病患者得到及时确诊而避免误诊误治。再如，关于吻颈可以引起心跳骤停而致命的事件，本人查阅了诸多资料后，发现因激吻而致命者只是个案报道，但是多数是引起晕厥，因此，在第二版中着重描述激吻引起的晕厥，但也将激烈吻颈可能引起心跳骤停事件做了必要的提醒。补充和订正内容并非一章一页，而是贯穿于书的整体内容中，故不能在此一一列述，"看官们"再览本书之时，必然会发现不少新颖的观点和更新的内容。

第二版在补充、修订第一版的 100 个小症状的基础上又扩充了 10 个专题，全书现整体为 110 个专题。这样做除了让读者扩大对某些小症状的认识外，这"110"也暗喻是小症状向读者及时"报警"的信号，以此提醒"看官们"加以警惕。

本人自步入医界"悬壶"到"年满花甲""退役"历经 40 余年，故曾自诩："余致力国民救命凡四十年……"退休后，曾担任过多种医药专业杂志的常务编委，同时又为多家医药科普杂志、报刊撰稿，曾经获得北京科协、安徽科协、山东科协以及《家庭医生》、《家庭健康》、《健康》、《保健与生活》、《医药经济报》等组织或刊物的优秀作品奖。从"笔耕"到"指耕"，仍然怀着一生的意愿，希望通过"文字交流"传授"国民自我救命"知识，为社会贡献出自己的"微力"。笔者自识大脑欠聪，知识欠丰，研习欠深，文笔欠通，书中所述难免挂一漏万，谨望广大读者不吝赐教。

作者谨识
2013 年 11 月

前言

　　本书是讲述病人如何识别"小症状"和"小病征"的科普读物。在临床上，症状和体征是有区别的。一般病人感觉到的不适向医生诉述的叫做症状，医生通过物理检查发现的异常征象称为体征。由于有些体征病人也可以发现并向医生陈诉，比如面部的疖肿、体表的包块、下肢的静脉曲张等。因此，广义的症状也就包括了体征，是临床上用做诊断的重要依据。《辞海》关于"症状"的解释是：症状是病人患病时所发生的异常感觉。

　　在日常生活中，可能会出现某些不为人注意和重视的"小症状"和"小病征"，像怕冷、怕热、头晕、胃口不好、打嗝、打呼噜、皮肤瘙痒、局部淋巴结肿大、手指变粗等。这些看似无关紧要的身体不适和征象，在多数情况下，可能只是一时的、局部的小伤小病的表现。但是，有些可能是某些全身疾病的证候。比如，外界气温不低，甚至在夏天觉得冷的人，就有可能是甲状腺功能减退所致；有的人全身瘙痒，好像是皮肤病，结果是患了糖尿病或尿毒症；有的人突然出现两眼"炯炯有神"，结果竟是甲状腺功能亢进；颈部淋巴结肿大原来是鼻咽癌所引起等。所以说，决不可小觑"小症状"。

　　有不少被严重疾病击倒的病人，往往都是在发病前已经出现看似寻常的警告信号，但是因为是常见的"小症状"而未引起重视。有些危重疾病是以"小打小闹"开场的，患者往往把它当做小病微恙而等闲视之。结果，在低调的序曲之后，暴风骤雨般的危症"交响曲"就接踵而来，此时，病患就如京剧主角登台那样，紧锣密鼓地在"人体舞台"上尽情表演，搞得病人昏天黑地、苦不堪言，甚至险疾作恶而使人顷刻丧命。

　　俗话说："病来如山倒"，这是指一些急发的严重疾病。这些危重急症，往往一开始就大张旗鼓地闪亮登场，诸如高热、昏迷、剧烈疼痛、肢体瘫痪等，这些容易引起病人的重视而及时就诊。但是，有些严重疾病，却是以不起眼的症状作开场白的，先是吹来微微的阴风，当人们以为"并无大碍"而听之任之时，骤然狂风大作，海啸扑来，令人猝不及防。可见，有些"小病痛"也潜藏着大隐患。

本书着重揭示一些常见"小症状"、"小病征"的潜在危险，让读者了解它们也有"善"、"恶"之分，提醒人们有时"小鱼也会翻大浪"。因此，认清"来者不善"的小病痛，及时进行检查和就医，可以避免耽误病情而造成不良的后果。本书就100种"小症状"、"小病征"进行讲解，有的还结合具体病例来加以说明。阅读这本书，可以掌握如何对寻常症状和病征进行"透视"和"扫描"，从而提高对"小病微恙"的识别能力，使患者不会被轻微症状、体征所忽悠。与此同时也能够明辨属于良性的"小症状"，而不会被并无大碍的表现和征象弄得惊慌失措。这本书不是把"小症状"和"小病征"看做大问题的"放大镜"，而是一种识破恶性小症状的"显微镜"和"照妖镜"，那些兴风作浪的"小症状"在"两镜"下必然会原形毕露的。翻阅这本书后，由于能够识别小症状的善恶，那就不会把"鸡毛当令箭"而小题大做，更不会把"令箭当鸡毛"而大意失荆州了。

作者谨识
2009 年 11 月

目录

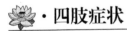

·皮肤症状

·四肢症状

❀ · 口腔症状

· 消化系统症状

· 泌尿生殖系统症状

·妇科疾病症状

·毛发异常

全身症状

突然消瘦

胖老总"消渴"致"脱形"
—— 羸弱太突然，顽症在纠缠

　　年近花甲的唐总，本来就长得腰圆膀粗，从40岁起就开始"发福"，而且能吃能喝，身上不断长"膘"，裤腰带的扣眼节节后退，大家都称他为胖总。可近半年来，他的胃口比以往还好，但体重却不断下降，而且精神也比过去差。本来油光满面的脸瘦了一大圈，裤腰带的扣眼已经系到最前面的那一个了。经常在一起的员工见老总日见"苗条"，以为他在"减肥瘦身"。久未见面的同学是医生，一见面看他"将军肚"不见了，瘦得有些认不出来了，叫他赶快上医院检查检查，看看是否得了什么病。果然不出所料，到医院一查，他患了糖尿病。

　　我国有句俗语曰：千金难买老来瘦，这句话现在看来也不一定是完全正确的。首先，让我们来"分解"这个"瘦"字。汉字之"瘦"是由"疒"与"叟"两部分组成，前者乃"患病"的意思，后者乃指"老人"（老叟）。可见，古代"造字"者早就发现有病的老人往往显得特别"瘦"，因此，老年人消瘦，特别是突然消瘦多系病患所致。当然这也不能一概而论。比如，一贯精瘦的人未必都是患者，而且有不少是"老来瘦"的寿星，如相声泰斗马三立享年90岁，著名剧作家夏衍享年95岁，他们就是"老来瘦""瘦而康"的"代言人"和"形象大使"——"瘦星"兼"寿星"。据我国建筑大师梁思成说，他曾经当过"瘦协"的副会长。所谓"瘦协"乃"老来瘦"协会，夏衍是会长，只有44公斤，梁思成和考古学家夏鼐是副会长，一个45公斤，一个47公斤，他们虽然"精瘦"却无何痼疾。不过，话又说回来，关于"千金难买老来瘦"这句俗语改为"千金难治突然瘦"更为科学，因为突然消瘦必有"险情"，千万不可大意。

身体是否消瘦不能以目测（视觉效果）为标准，应根据身高体重之比测出体质指数（BMI）来判断。BMI 的正常范围为 18.5~25，<18.5 为过瘦，18.5~20 为偏瘦，20~25 为正常，>25 为肥胖。其计算方法是以体重（千克）除以身高（米）的平方。

突然消瘦应该注意，它可能预示下面几种疾病，有一口诀作了归纳："千金难治突然瘦"，突然消瘦有缘故；甲亢糖尿肝硬化，体内癌魔已"落户"。

（1）糖尿病：糖尿病的早期表现便是"三多一少"，即多食、多尿、多饮，同时伴有消瘦（体重减少），中医称为"消渴"。这是由于患者体内没有足够的胰岛素（1 型糖尿病是胰岛素缺乏，2 型糖尿病是胰岛素相对不足），无法充分利用血液中的葡萄糖。由于身体总是需要能量的，不能利用葡萄糖就只有消耗脂肪，所以就会出现消瘦。

（2）癌症：如大肠癌、胰腺癌、胃癌等。癌症早期症状并不明显，但消瘦却是其中之一。比如大肠癌，当出现突然消瘦的同时还可能伴有无痛性便血等，但是由于"无痛"而未引起重视。因此，对于突然消瘦者，特别是 50 岁以上的人，突然消瘦就要提高警惕。应该特别提醒的是，肿瘤一旦被确诊就可能是晚期了。因此如果生活中发现自己体重不明原因地下降，或周围有人惊奇地说你怎么突然变得那么瘦，那就要上医院去查个究竟。由于肿瘤生长需要营养，它会和身体其他器官争夺营养，这样一来就易消瘦。

（3）肝硬化、肝腹水：突然消瘦很容易让人联想到是慢性肝病，但不少患者却碍于面子或工作太忙没有及时就医。有些人一两个月内瘦了二三十斤，眼眶都凹陷下去了，一检查，结果是肝硬化。患肝硬化、肝腹水等必然造成人体合成代谢下降、消耗代谢上升，人也会在短期内消瘦。而肝硬化的另一个标志则是在体重减轻同时，伴有乏力、腹泻等症状。

（4）甲状腺功能亢进（甲亢）：如果食量没有下降，但体重却一再减轻，同时伴有脖子粗大或出现心慌、失眠等，就可能患上了甲亢。老年人患甲亢不如年轻人容易识别，约 1/3 的患者无甲状腺肿大，其主要表现就是越来越瘦。

可见，突然消瘦是一个危险信号，如果在 1 个月内，体重不明原因地下降了 10 公斤以上，即使没有感到身体异样，也要及时就医。老年人突然消瘦，常见于糖尿病及癌症，但特别要注意癌症偷袭。

无菌之 "炎"

张会计坐 "肿" 前列腺
——无菌可 "发炎"，理化是病原

在银行工作的张会计，由于长期有久坐不动的习惯而出现尿频、尿急和尿道灼烧等症状，而且尿道口还溢出白色透明的分泌物。开始他怀疑自己是不是出差不注意而被旅店的洗浴用具传染了性病。可到医院去就诊，经过前列腺液检查，诊断为 "无菌性前列腺炎"。听到自己患了前列腺炎，便要求医生给他用抗生素治疗。医生告诉他，他患的前列腺炎不是由于细菌感染所引起，所以，不需要使用抗菌药物。医生进一步向他做了详细的解释：无菌性前列腺炎又称慢性前列腺充血或前列腺溢液。一般认为，能使前列腺经常反复地充血的各种因素皆可能引起发病，比如，忍精、过度的手淫、久坐、饮酒和常吃辣椒等刺激性食物等都是诱发本病的原因。他平日坐的时间过长，而且骑摩托车上下班，引起发病的因素主要是久坐，是把前列腺坐 "肿" 了。因此，他的病不需要用抗生素或其他抗菌药物。今后要改变久坐不动的习惯，上下班改坐公交车，避免喝酒和吃辣，如有忍精和手淫的坏习惯则应改正。

不少人一听说身体某个部位发炎，就以为是病原微生物所引起的。病原微生物包括细菌、病毒、支原体、立克次体、原虫等，多数人都会把发炎（医学上称为 "炎症"）和细菌感染画等号，认为引起发炎的 "元凶" 就是细菌。其实，炎症分为生物性炎症和非生物性炎症。当然，人们所患的炎症，以生物性炎症为主，因此，我们可以说，病原微生物特别是细菌是引起炎症的 "惯犯"。

但是，不是"惯犯"引起的非生物性炎症也并非罕见，如药物性胃炎、日光性皮炎等非生物性炎症，即不是"惯犯"引起的炎症。可以引起非生物性炎症的因素包括物理因素、化学因素和人体自身免疫因素等。

吃药吃出的炎症——药物性胃炎

药物性胃炎也是化学因素引起的炎症。许多药物都可对胃黏膜产生不同程度的损伤而引发药物性胃炎，比如解热镇痛药、抗风湿药，以及某些抗菌药、皮质激素等。

药物之所以会引起胃炎，在于药物的"攻击"作用攻克了胃屏障的防御作用。药物在引发胃炎中有4"招"：第一招是药物本身对胃黏膜的直接刺激和损伤；第二招是抑制胃黏膜分泌各种防御物质；第三招是促进胃酸、胃蛋白酶的分泌，为"攻击"助战；第四招是减慢胃黏膜上皮细胞的更新速度。不同的"伤胃"药物各有不同的招数，有的一种药有两三招。攻击作用"得势"的结果，便引起药物性胃炎甚至导致胃黏膜糜烂和出血。

药物还可以引起某些器官的炎症，如利福平、异烟肼等引起的药物性肝炎，呋喃咀啶等引起的间质性肺炎，非那西丁等引起间质性肾炎；布洛芬、复方新诺明等引起的药源性脑膜炎等。

喝酒喝出的炎症——酒精性肝炎

喝酒伤肝，人所共知。酒精性肝炎是化学因素引起的炎症。酒精对肝脏的危害按照"酒精性脂肪肝→酒精性肝炎→酒精性肝硬化"三部曲逐渐发展。酒精进入人体后主要在肝脏进行分解代谢，长期饮酒会形成酒精性脂肪肝。酒精可破坏肝细胞膜并可损伤肝细胞，还可造成肝脏毛细胆管的损伤，或诱导自身抗体的产生，造成肝细胞和毛细胆管的炎症。

酒精也可引起胃炎。大量烈性白酒入胃，可直接损伤胃黏膜的上皮细胞，破坏了胃黏膜的屏障作用，而进入黏膜中的氢离子的逆流又进一步加重了胃黏膜的损伤，于是引起胃炎。

太阳晒出的炎症——日光性皮炎

日光性皮炎是物理因素引起的炎症，是由日光诱发的一种迟发性光变态反应性皮肤病，主要是由于紫外线照射所引起。临床表现为多形性皮疹，可有红斑、丘疹、水疱、糜烂、鳞屑、苔癣样变，常以某种皮疹为主。

　　紫外线照射也可"伤眼"而引起电光性眼炎。常见于电焊、紫外线灯及高能电源等损伤。发病突然，双眼异物感，疼痛剧烈并伴有畏光、流泪和眼肌痉挛等症状。

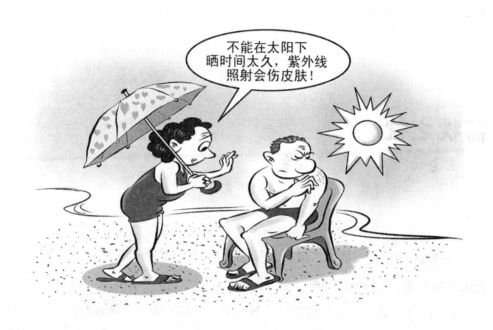

郊游游出的炎症——过敏性鼻炎

　　过敏性鼻炎是一种常见的呼吸性过敏症，而最常见的是花粉热。花粉热是一种春天的草地和树木以及秋天的种子散播在空气中的花粉所引起的季节性过敏症，往往在春季踏青、秋季郊游时引发。另一种过敏性鼻炎是终年性的，其过敏原主要包括灰尘、动物皮毛等。患者可出现流鼻涕、打喷嚏、眼睛痒、流泪、鼻塞和鼻、喉、上腭发痒等症状。

　　以上举出的四种炎症，都不是由细菌、病毒等病原体引起的。还有些炎症则是全身性自身免疫性疾病或免疫变态反应性炎症，如类风湿性关节炎、急性肾炎等。急性胰腺炎则是它自己分泌的消化液（胰液）排出受阻，使胰液反流到胰腺，胰液中的胰酶便消化胰腺及其周围组织，遂引起化学性炎症。此外，长期吸烟可引起慢性咽炎及慢性支气管炎等。这些都不是"惯犯作案"引起的炎症，因此，当我们的机体某一部位发炎时，除了要"通缉""惯犯"外，也要警惕非生物性的"小偷小摸"作案，不让它们漏网。

"无菌之'炎'"发生后，有时比生物性的炎症更加麻烦，因为它对抗菌药物"不感冒"，往往需要较长时间的调治才能缓解或治愈。但是，其预防就比较简单，只要采取"惹不起却躲得起"的办法，远离非生物病原，便可避免这类炎症的发生。所以说：发炎未必有细菌，无菌之"炎"也不轻；理化因素逞凶时，不惹只躲也可行。

高枕之忧

王老伯"加枕"报心衰
——高枕岂"无忧"，切勿不在乎

"高枕无忧"这句成语，出自《战国策》。意思是把枕头垫得高高的，无忧无虑地睡大觉，比喻思想麻痹，盲目乐观。

对中老年人而言，姑且莫言"高枕无忧"，先要强调"高枕有忧"。这里所说的"高枕有忧"是从健康角度出发，提醒人们头垫高枕睡觉，既有"近忧"，也有"远虑"。前者是冠心病心衰的信号；后者是颈椎病发生的隐患。下面的警语可提醒大家：改垫高枕有隐情，早期心衰已临身；常垫高枕睡得深，日久颈椎难舒伸。

改垫高枕有"近忧"——心衰信号

王先生年逾花甲，患冠心病多年，平时睡觉只垫一个枕头即可安睡，可近2个月来必须加个高枕头才能入睡，若像过去那样只垫一个枕头睡觉的话，就会觉得胸闷、憋气，而且还会出现咳嗽。他暗想，难怪有句"高枕无忧"的成语。可回头一想，以前只垫一个枕头也能安眠、静睡，还是向医生咨询一下为好，看看究竟是咋回事，于是到医院心内科去就诊。经过相关检查，医生告诉他是左心衰竭的早期表现。

早期心衰的表现有时并不典型，除了爬楼、快走、剧烈活动后出现气不够用、胸闷之外，还有入睡后憋气、胸闷，不能躺平睡觉，需要半坐在床上或者需用好几个枕头垫高才舒服等表现。"高枕"正是早期左心衰竭的临床表现。那么，为何左心衰竭时会出现这样的"高枕"现象呢？可从物理、生理、病理三方面的因素得出答案。

（1）物理机制：平卧体位导致"心血来潮"

冠心病患者在心衰早期，当立位或坐位时，回流入右心的血液量较平卧时少，这些血液泵入肺部进入左心，左心尚能将其泵出到动脉系统，而不会使血液滞留在肺部而造成肺淤血。但是当人体平卧时，身体下垂部位的血液会有更多经静脉系统回流入右心，于是右心面临"心血来潮"，遂把大量的"心血"泵入肺部，然而面对过多的血液，左心"心有余而力不足"，不能悉数将其泵出到动脉系统，因此便发生肺部淤血。此时，患者往往就需要采取垫高枕头的办法以减少静脉系统的血液回流，从而减轻肺部淤血。

（2）生理机制：夜间入睡迷走神经兴奋

人在入睡后，迷走神经中枢的紧张性升高，致使支气管口径变小，于是通气阻力增大。熟睡时，神经反射的敏感性降低，只有肺淤血发展到较严重时，才能刺激呼吸中枢，引起突然发作的呼吸困难，导致患者在睡梦中被憋醒。此时患者坐起或垫高枕头之后，肺淤血减轻，呼吸就会顺畅一些。

（3）病理机制：心力不济致使肺部淤血

心脏没有病的人，不论是平卧，还是入睡后迷走神经兴奋，枕着平时习惯的枕头就能够安眠、静睡。而冠心病患者由于心肌缺血等原因，心脏泵血功能减退。当代偿功能尚好时，也能在无须"高枕"的情况下安然入睡。但若代偿功能不全时，则需采取"高枕"方能安睡，此时心脏已经发生早期的心衰，垫上高枕入睡，就不易发生肺部淤血。

常垫高枕有"远虑"——颈椎病变

张老自退休后，就迷上了金庸的武侠小说，他总爱躺在客厅的长沙发上，把沙发的扶手当枕头持卷赏阅，困了也就睡在沙发上，晚上睡觉也习惯把枕头垫得高高的。岂料，上周一起床觉得脖子不敢转动，自认为是"落枕"了。买了伤湿止痛膏贴了两天，症状并未减轻，遂到医院去看医生。医生询问了病情，开单让他去照颈椎片。张老不解地问医生，"落枕"还要照片，是否多此一举？医生告诉他由于他长期高枕睡觉，必然伤及颈椎，而且不少"落枕"的患者都是颈椎发生病变的信号，张老只得遵嘱去照片。不出所料，根据 X 线片显示，放射科诊断为颈椎病。

有的人喜欢垫高枕头睡觉，有的人则常常把长沙发的扶手当枕头。长期睡过高的枕头将对颈椎造成极大的伤害。专家指出，如果睡觉时使用过高的枕头，我们的头部将长时间被迫处于低头、头向左侧或者头向右侧的状态，这就等于在白天工作时间外又给脖子增加了新的负担。因此，很容易引起颈椎病。

枕头的作用不仅仅是用来垫枕头部的，更是对颈椎的一种保护。那么，什么样的枕头才是最适合的呢？理想的枕头高度应该能够使脖子保持处于中立状态，如果习惯于平躺的，当头枕（置放）到枕头上以后，枕头的高度以 10 厘米左右为最适合。如果习惯于侧躺，最好测量一下头部到一侧肩膀的长度，再选择相应高度的枕头。现代研究认为，枕头以稍低于肩到同侧颈部距离为宜。

谈及常垫高枕者易患颈椎病的同时，也应指出，枕头过低也会伤及颈椎。枕高是根据人体颈部 7 个颈椎排列的重量曲线而确定的，只有适应这一生理弯曲，才能使肩颈部肌肉、韧带及关节处于放松状态，枕头过高和过低都是有害的。高枕妨碍头部血液循环，易造成脑缺血、打鼾和落枕，并不是像人们常说的"高枕无忧"；低枕使头部充血，易造成眼睑和颜面水肿，特别是当患有高血压、心脏病时更应选择合适的枕头。

特殊形体

"矮脚虎"三病常"伴舞"
——形体不寻常，生病没商量

"脑袋大，脖子粗，不是大款就是伙夫"——这是赵本山和范伟在小品"卖拐"中的一句台词，虽系搞笑噱头，但却是从形体特点来判断地位或职业的示例。民间有不少以形体"评估"福气财运之类的谚语，诸如"两耳垂肩，贵不可言""颈短面圆，买屋买田"等，不过这些都是缺乏科学根据的传说。关于特殊形体会患某种疾病，早就被临床专家所发现，如拥有瘦高个形体的人容易罹患自发性气胸，业已得到各国医学家的共识。近年来，国外学者对人的身材和形体与某些疾病的关系进行了不少研究，发现了一些特征性形体隐藏着罹患某种疾病的风险，这些资料均系经过系统调查、分组对照或追踪观察的结果，并分别在学术刊物上发表，因此值得注意。现分述如下，供具有某种特征身材或形体者参考。

生来瘦高个，气胸常惹祸

自发性气胸主要是因为肺泡内压增高，肺泡逐渐增大，形成了肺大泡后，肺内压力突然增加，就可能导致大泡内压力增大以致破裂，继而空气进入胸腔并使胸膜腔积气。本病多见于男性青壮年或患有肺气肿、肺结核的人。男女的发病比例约为5∶1。临床观察发现，许多气胸患者都是又高又瘦的年轻人。这可能是因为瘦高个的人，胸廓比较大，在生长发育的过程中，肺部为了适应胸廓的容量也会不断增大，这样一来肺大泡就很容易出现。

短腿矮脚虎，"三病"来共舞

古典小说《水浒传》中梁山第五十八条好汉王英，因天生五短身材而获得"矮脚虎"的绰号，顾名思义他是个短腿汉，在小说中倒没有谈及他的身体病痛。不过，20世纪末国外就发现短腿男女潜藏着三种病（糖尿病、肝病、心脏病）的隐患。

（1）糖尿病：1989年以来，有人发现身材矮的人易得糖尿病。2001年和2002年英国分别有2篇报道，各自研究了2512名男性及1394名妇女，认为不仅是身矮，主要是腿短的人易发生代谢综合征。而此征又称胰岛素抵抗综合征，往往是糖尿病前期，或同时患有2型糖尿病。2003年美国研究了40～74岁的8738人，有男有女，有白人也有黑人。研究认为与糖尿病的关系，身高还不是主要的，主要在大腿的长度以及大腿长度与身高的比例。糖耐量正常者大腿长度平均为40.2厘米，糖耐量减退（糖尿病前期）者为39.1厘米，而糖尿病患者平均为38.3厘米。大腿长度每减少1厘米，白种妇女得糖尿病的机会就增加19%，而墨西哥裔妇女增加13%。

（2）肝病：英国《流行病学与社区卫生杂志》发表研究报告称，腿短的人患肝病的风险甚大。来自英国布里斯托大学的研究人员调查了英国23个城镇的4300名60~79岁的妇女，测量了参与者的腿长和整个身高，并抽取了她们的血液样本以检测4种肝酶：ALT、GGT、ALP和AST。结果发现，腿短的妇女4种肝酶的含量更高，更易受肝病困扰；与之相反，腿越长者肝酶的含量就越低。研究人员推测，这可能与人在发育时期受的影响有关。

（3）心脏病：英国布里斯托大学的一项研究证明腿的长度和心脏病的发病风险存在联系。凯特·提林博士和其同事在分析了约1.2万名年龄在44~65岁之间男女的相关数据后，通过比较发现，比之腿短的人，腿长的人患上心脏病和中风的危险相应要低得多。

颈短脖子粗，心脏遭"紧箍"

国外有研究发现，脖子粗短，可能是心脏不健康的信号。研究者指出，脖子越粗的人，体内"好胆固醇"含量就会越少，同时血糖会更高，而"好胆固醇"偏低和血糖偏高都会增加心脏病风险，等于被念了"紧箍咒"。

人们普遍知道腰围与心脑血管疾病发生率成正比，却没想到颈围也如此重要。对此，科学家这样解释：颈围是测量人上半身脂肪的"天然方法"，而上半身脂肪与心脏病密切相关。对于普通人来说，在排除一切使脖子变粗的干扰因素后，如果发现自己平时穿的衣服领子变紧了，就该引起重视了。脖子粗不粗，很好判断，而且现实生活中，脖子短的人，相对会比较肥胖，并发鼾症的情况较多，这可能会增加发生心脑血管疾病的风险。

食指超环指，心脏要注意

众所周知，绝大多数人的无名指（环指）均比食指长，但若食指的长度超过无名指，那就要注意心脏了。国外学者发现食指与无名指两者的长短，与心脏病的发病年龄相关，食指更长的男性在50岁之前发生心脏病的危险更大，而无名指越长，心脏病危险就越小。英国利物浦大学的科学家首次发现手指长度、年龄和心脏病之间的微妙关系。约翰·曼宁博士研究了151例男性心脏病患者，发现食指相对较长的人心脏病发病年龄多在35~80岁，而无名指较长的人多在58~80岁发病。

乳房不对称，乳癌易得逞

利物浦大学的科学家发现，乳房不对称的女性更容易患乳腺癌。科学家基于 27 年前发表在《乳腺癌研究》期刊上的一项科学实验结果，对比两组女性的患病情况得出了以上结论。他们发现，那次研究涉及 504 名女性，她们被平均分成两组。其中一组女性最初乳房 X 线透视显示乳房很健康，但是不久后，她们相继出现了乳腺癌症状；另一组女性则一直没有患癌。科学家通过对比后发现，这两组女性最大的区别在于，第一组女性的乳房比例非常不对称，这种不对称程度比第二组女性高很多。由此，科学家推断，乳房不对称的女性更容易患上乳腺癌。不过他也提醒说，大多数女性的乳房在一定程度上都不对称，而只有这种不对称非常突出者，才可能成为患乳腺癌的信号。

由此可见，身体比例不"协调"，个子长得像"竹竿"，食指爱显其"特长"等，都是易患某些疾病的信号，由此可吟曰：身材形体不"匀称"，某些疾病便"上阵"。矮脚易患糖尿病，颈短心脏会挨"整"。

怪异"体味"

鼠尿味发现遗传病
——身体有怪味，真相需揭示

20 世纪 30 年代，挪威奥斯陆城里有一位妇女先后生下了两个男孩，兄弟俩生下来时都活泼可爱，可没过多久却出了怪事，两个孩子的尿都有一种像鼠尿般的特殊气味，做母亲的心里就有些嘀咕。之后，怪事又出现了，随着年龄的增长，孩子的智商越来越差，最终成为一对痴呆儿。母亲焦急万分，四处求医，但也未能得出正确诊断。然而，这位母亲并不气馁，她断定这两个孩子患的病是一种人们尚未发现的疾病，而且病因一定与尿的气味有关。于是，她竭力说服了著名的生化学家弗林分析孩子们的尿液。弗林将这两名智力低下的同胞兄弟的尿液加入三氯化铁后，尿液呈深绿色，证实尿中含有大量的苯丙酮酸。就这样，世界上第一例苯丙酮酸尿症因特殊的尿味而被发现。

正常人体一般没有异常气味，当人患有某些疾病时，身体可通过皮肤、黏膜、呼吸道分泌物、胃肠道的呕吐物和其他排泄物发出异常气味。这些气味可通过呼气、嗳气、呃逆、谈话从口腔或鼻孔散发出来，也可从患者的排泄物中散发出来。辨别这些异常气味，可以帮助我们早期发现、及早识别这些疾病。有人将常见的怪异"体味"编了一则顺口溜曰：特殊气味何其多，怪味扑来捂鼻躲；肾衰肝硬糖尿病，尿臊肝臭烂苹果。现将常见而具有诊断意义的特殊"体味"和气息介绍如下。

（1）肝臭味：急性暴发性肝炎或慢性肝病（如慢性肝炎、肝硬化、肝癌等）发生严重肝功能损害时，患者常呼出一种特征性气味，称作肝臭。这是由于含硫氨基酸在肠道经细菌分解合成硫醇等，这些物质由于不能从肝脏代谢遂从呼气中排出所致。肝臭乃是甲基硫醇及二甲基硫化物的气味。

（2）烂苹果味：糖尿病患者发生酮症酸中毒时，呼出一种特殊的气味。这是由于糖尿病严重时，大量的脂肪酸在肝脏经氧化产生酮体。由于血中酮体增高，呼气中含有丙酮，于是出现烂苹果味，这是酮症酸中毒的可靠征象之一。

（3）尿臊味：患有慢性肾炎或肾病的患者，当病情进展到慢性肾功能衰竭阶段（又称尿毒症），由于少尿或无尿，某些代谢废物（如尿素氮、肌酐等）不能排出体外而潴留于血中，会使人呼出的气体散发出尿味或氨味（即尿臊味），它是病情趋于危重的一个信号。

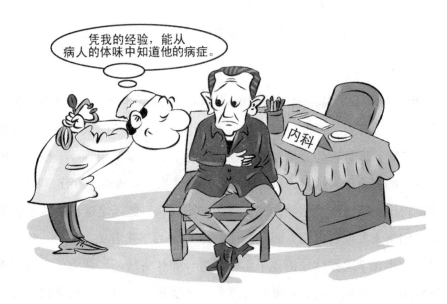

（4）大蒜味：有机磷农药中毒的患者，其呼出的气体、呕吐物、染有农药的衣物都可散发出大蒜气味。

（5）杏仁味：急性氰化物中毒时，呼气中带有杏仁气味。中药苦杏仁、桃仁、枇杷仁、李子核仁中毒时，亦可在呼气中带有杏仁味。

（6）臭鱼味：主要见于鱼臭综合征，这是一种先天性隐性遗传病。正常人吃下鸡蛋、豆类及其他含胆碱的食物后，胆碱在大肠内先被分解成三甲胺，再通过肝脏产生的三甲胺氧化酶把三甲胺转化为无味的物质。由于这种病的患者缺乏三甲胺氧化酶，致使三甲胺在体内不能被肝脏代谢而大量蓄积。患者的汗液、尿液、呼出的气体中都带有大量鱼臭味儿的物质——三甲胺，故本病又称为三甲胺尿症。

（7）狐臭味：狐臭味是臭汗症的症状，乃汗腺分泌有特殊臭味或者汗液被分解而散发的臭味。常发生在大汗腺分布区，如腋窝、脐窝、肛门、外生殖器等处。由于其多见于腋窝，故俗称为腋臭。其气味的产生，主要是各种细菌与大汗腺分泌物中所含有机物质起作用后所产生的不饱和脂肪酸所致。腋臭气味如狐狸的臊臭味，因此又称狐臭。

（8）鼠尿味：这就是本文开篇讲的故事中那两个同胞兄弟的病——苯丙酮尿症。这是一种先天性氨基酸代谢异常的遗传病。由于苯丙氨酸羟化酶先天性缺乏时，苯丙氨酸不能正常转化成酪氨酸，体内的苯丙氨酸蓄积，并可经转氨基作用生成苯丙酮酸。大量苯丙酮酸及其代谢产物在体内蓄积，经尿排出，有一股像鼠尿那样的怪味儿。

（9）口臭：口臭为口腔发出的特殊臭味。一般认为，口臭的罪魁是口腔细菌，而唾液能抑制这些细菌的生长。因此，唾液过少，则可出现"口干性口臭"。有人睡眠时唾液分泌减少，晨起也会出现口臭。患有鼻窦炎的患者，由于鼻腔阻塞而用口呼吸，也可造成"口干性口臭"。当然，鼻窦感染本身，由于细菌的作用，可发出一种特有的硫磺气味。

裂孔疝也可引起口臭。本病是胃通过横膈膜顶伸入胸部时，胃酸反流涌到食管，使口中发出一种怪味。牙周病患者的顽固性口臭，则系由于菌斑生长时，把牙龈封盖到牙齿上，隔绝氧气，从而为厌氧菌创造一种繁殖的机会而导致口臭。有些药物（如抗组胺、抗抑郁药，镇静、降压、利尿药等）可使含氧丰富的唾液分泌减少，利于口腔内的厌氧菌繁殖而引起口臭。

有些传染病也有某种特殊气味，如黄热病患者身上有猪肉气味，伤寒患者身上可嗅到烤面包味，麻疹患儿身上可散发出鸡毛味，淋巴结核患者身上有种啤酒味。除此之外，还有一些少见的疾病也会发出特殊的气味。如一种称为"枫糖尿症"的疾病，属于常染色体隐性遗传病，患者会散发出一种烧焦糖味的气味。一种称作"高甘氨酸血症"的氨基酸代谢障碍疾病，会散发出猫尿味等。可见，"体味"可以说是一种特殊的病征，了解这些特殊的病征，我们就会对它提高警惕，及早进行诊治。

以上种种情况说明，一些具有特殊体味的患者，患的多是特殊疾病或全身性疾病处于危重状态，医生和患者都可"闻味识病"，及时诊治。

"癌症性格"

"林妹妹"闷出乳腺癌
——郁闷忍憋让，癌症便盯上

因饰演林黛玉而成名的演员陈晓旭由于患乳腺癌于 2007 年 5 月 13 日去世，享年 42 岁。人们在痛悼伊人逝世的同时，都共同祈祷，愿她在另一个世界，能够幸福安康！陈晓旭美丽善良，具有与林黛玉相似的性格。广大观众一致认为，陈晓旭扮演的林黛玉业已成为千古绝唱，后来再难有超越者，因为她的气质与容貌非常符合大多数人心目中林黛玉的形象，她把林黛玉那种多愁善感、体态纤弱、楚楚可怜的性格特征演绎得淋漓尽致。然而，就是因为陈晓旭在戏里戏外都具备郁闷、忍、憋让的 C 型性格，因此，便被癌魔"相中"，使她罹患乳腺癌，并与林黛玉一样——"名花早谢"，匆匆地离开了尘世。

那么，何谓 C 型性格呢？20 世纪末，心理学家和医学家发现人的性格有 A、B、C、D 四个类型，其中 A 型性格与冠心病之间关系密切，而 C 型性格却与癌症的发生有关。所谓 C 型性格就是"癌症性格"，C 是英文 cancer（癌）的第一个字母。

C型性格与癌症"联姻"，是美国哈佛大学医学家通过对性格与健康的关系进行了长期而广泛的研究发现的。C型性格的人的主要表现是少言寡语、抑郁内向、逆来顺受、忍气吞声、毫无怨言，从不大发脾气、发牢骚和泄怒气，处处都能约束和克制自己。在生活中，他们往往为了使别人高兴不惜牺牲自己的愿望。对自己的需要、挫折和愤怒采取忍受态度，而且做出避让，以免自己的朋友、家人或他人不愉快。这种人在遇到挫折时，其实内心并不是无怒、无恨，只不过强行对自己进行压制罢了。这种强烈遏制内心情感的人，由于过多地压制自己的情绪，便给癌症以可乘之机。

不少资料表明，C型性格的人患癌症的危险性比一般人高3倍。为什么这些人容易罹患癌症呢？现代医学中的精神神经免疫学给予了较准确的回答：抑郁心理状态打乱了体内环境的平衡，干扰免疫监控系统的功能，不能及时清除异常突变细胞。所谓异常突变细胞，是指在每个人的体内经常出现改变正常模样的细胞，这类细胞是极易引发癌症的。这样，自然就容易引发各种癌症。同时也要看到，精神压抑也可以使某些正常细胞之间的信息交流受到阻断，从而使机体发生癌变。

不少研究的结果都说明C型性格者容易与癌症"结缘"。一份业内比较知名的观察报告，一位名叫格里尔医生对两组乳腺有肿块（恶性和良性）妇女的进行对比观察调查，其中一组为患乳腺癌组，另一组患者患良性乳腺肿块。其结果是，前一组（乳腺癌组）妇女在过去因愤怒而憋着不发泄者占50%，后一组（良性乳腺肿块组）妇女在过去因愤怒憋着不发泄者只有14%。另外一项试验的结果也相似——瑞典的奥托教授对2550名健康人先进行个性测验，把他们分为C型性格和非C型性格两组，跟踪观察20年，结果，C型组癌症的发病率比非C型组高56%。C型性格的人患了癌症其预后也较差。一项对133例乳腺癌患者的跟踪调查表明，那些参与社会活动较多、外向、心情开朗的妇女，预后较好。与此相反的是，患上抑郁的癌症患者其预后就不乐观。

那么，怎样辨别自己是不是C型性格呢？英国心理学家劳伦斯·莱森教授列了一个问题表：① 你感到很强的愤怒时，是否能把它表达出来？② 你是否不管出了什么事都尽可能把事情做好，连怨言也没有？③ 你是不是认为自己是个可爱的人？④ 你是否在很多时候都觉得自己没有什么价值？是否常常感到孤独、被别人排斥？⑤ 你是不是正在全力做你想做的事？你满意你的社交关系吗？你对于常常能发挥你的潜力相当乐观吗？⑥ 如果现在有人告诉你，你只能再活6 个月，你会不会把正在做的事情继续下去？⑦ 如果有人告诉你，你的病已到了晚期，你是否有种解脱感？理想的答案是：①是；②否；③是；④否；⑤是；⑥是；⑦否。如果你对上述问题的回答中有两个以上与上述答案相反，就说明你是具有 C 型性格的人。归纳其特点为：逆来顺受尽忍让，少言寡语特内向；忍气吞声憋闷气，癌肿爱找这"对象"。

性格是受后天环境影响并在长期生活实践中塑造而形成的。它虽然是人的心理特征中相当稳定的一个组成部分，但在适应环境的过程中仍有改变的可能。如果发现自己是较易患癌症的 C 型性格，也不必恐慌，因为癌症是多因素综合作用的结果，患癌症的人只是极少数。但也不可掉以轻心，毕竟在这方面有一定的潜在危险性。因此，建议 C 型性格的人，可以有意识地做一些调整，改变不利于健康的心理行为，采取一些对自己行之有效的方法来减轻内心的压抑。首先应多交朋友，开阔心境，遇事及时向朋友倾诉，多参加集体活动等；其次，把自己心里的愤怒和烦恼对朋友和亲人诉说出来，以保持心情舒畅；对不满意和令人气愤的事情适当地发发脾气也未尝不可。可以肯定，良好的心理行为对癌症的预防、治疗和康复是有积极作用的。

醉 酒

叶老兄斗酒"命归西"

——干杯令"肝悲"，乐极易生悲

据《武汉晨报》报道：家住武汉市洪山区新建村 42 岁的叶某喝了一斤白酒后大醉，后因呕吐物堵塞气管导致窒息而死亡。

元月 7 日晚，叶某和数十个朋友聚会。饭桌上，叶某和朋友斗起了酒，他连灌 3 大杯，前后喝了近一斤白酒。半小时后，叶某开始呕吐，随后陷入昏睡，怎么叫也不醒。朋友们看他口唇、面色发紫，急忙将其送到当地卫生院。因卫生院没有插管设备，晚上8时许，叶被送到广州军区武汉总医院。到医院时，叶某双侧瞳孔已经散大，口唇和四肢发绀，无心跳、无呼吸，测不出血压。清理呼吸道时，见气道内有大量食物残渣及呕吐物。医生用气管插管吸出大量胃内容物。虽经全力抢救，由于气道堵塞时间太长，叶某终因抢救无效而死亡。

众所周知，长期酗酒会伤肝。然而，干杯不仅"肝悲"，干杯还会伤胃、伤心、伤脑等。在此，着重谈谈一次大量饮酒而醉酒可能出现的险情。我们经常看到有些"酒仙"端起酒杯就"激情燃烧"，高吟："对酒当歌，人生几何?"岂料随之而来的是险象环生，结果是乐极生悲而发生意外。常见者有四：其一是急性酒精中毒；其二是呕吐物涌入气管；其三是醉酒后膀胱破裂；其四是前列腺"醉酒"引起急性尿潴留。

急性酒精中毒

急性酒精中毒俗称"醉酒"，其临床过程通常可分为兴奋期、麻痹期和昏睡期。第一阶段为兴奋期，表现为言语增多，情绪亢奋；第二阶段为麻痹期或共济失调期，表现为情绪失控，语无伦次或大声喊叫，动作不协调、步态不稳；第三阶段为昏睡期，表现为沉睡不醒。人们用酒后的语言特征称以上三期为"醉酒三部曲"，描绘得十分形象：第一部——豪言壮语；第二部——胡言乱语；第三部——不言不语。在"三部曲"中，每一部都会出些难题或引起不同程度的伤害。醉酒的第一阶段容易泄露隐私。醉酒的第二阶段往往会因一些琐事而表现攻击性行为，容易滋事和发生斗殴。醉酒的第三阶段对醉酒者往往存在潜在的危险，因为当醉酒者昏睡时，其他人通常会误认为其在睡觉，殊不知醉酒者很可能因为呼吸受阻、循环衰竭而死亡。"醉酒"会使人失态而洋相百出，据报道，有一醉汉醉酒后便在餐桌旁小便。连俄罗斯前总统叶利钦也曾经多次在外国首脑招待他的宴会上喝得酩酊大醉，说粗话、出洋相，成为各国媒体的娱乐新闻。2009年2月日本财务大臣中川昭一在出席七国集团财长和央行行长会议时醉态百出而被迫"引咎"辞职。汉字的"丑"字，繁体为"醜"，是由"酒""鬼"二字组合而来，表明醉汉（酒鬼）会丑态百出。有一首描绘"酗酒之徒"发生急性酒精中毒经过的顺口溜：端起酒杯逞英雄，烈酒"漱口"

"润喉咙"；酒过三巡醉成泥，急诊室里打吊针。

呕吐物涌入气管

醉酒后常常发生呕吐，如果在醉酒的第三阶段发生呕吐，醉酒者处于昏睡状态，于是呕吐物"误入歧途"涌进气管而不自知，便会因窒息而丧生。本文开篇所介绍的叶某就是在醉酒的第三阶段因呕吐物涌入气管导致窒息而死亡的。

醉酒后膀胱破裂

醉酒后膀胱破裂并非罕见，仅近年来专业杂志和新闻报道就有二十多例。醉酒为什么会发生膀胱破裂呢？大致有三方面的原因：① 酒精进入体内直接抑制大脑皮质的高级神经中枢，使尿意感觉迟钝，并间接地抑制了脊髓初级排尿中枢，膀胱逼尿肌松弛，尿道括约肌收缩，加重了尿潴留。② 过量饮酒使全身血液循环加快，肾脏有效血流灌注量增加，加上酒精的渗透性利尿作用，使膀胱内尿量迅速增加，膀胱出现过度充盈、膨胀，壁变薄，更加重了尿潴留。③ 当变动体位（如呕吐、做排尿动作）时或者跌倒腹部受撞击、腹肌用力收缩等使膀胱内压升高，造成膀胱破裂。

前列腺"醉酒"尿潴留

长期酗酒容易引起慢性前列腺炎，慢性前列腺炎或良性前列腺肥大的患者醉酒后容易出现急性尿潴留甚至膀胱破裂。诱发前列腺炎的病因较多，醉酒便是其中的主要原因之一。前列腺是一个对酒精十分敏感的器官，而酒又具有扩张血管的作用。所以每当喝下的酒进入胃肠后，酒精会被迅速吸收进入血液，流向身体的各个部位。前列腺在酒精的刺激下，局部的毛细血管会迅速地扩张、充血，细胞组织间的液体渗出增多，出现水肿，使前列腺慢慢地增大起来。

增大了的前列腺会"霸道"地侵占尿道的空间，用它那臃肿的"身子"占据本来就不宽敞的尿道，阻碍排尿，以致造成排尿异常，如尿急、尿频、尿等待、尿不尽、小肚子憋胀等前列腺炎的症状，严重者则可引发急性尿潴留。而患有慢性前列腺炎或前列腺肥大的患者，醉酒会使前列腺充血肿胀而使它更加"发胖"，于是造成排尿困难，便会发生急性尿潴留，严重者可致膀胱破裂。

此外，支气管哮喘患者饮酒，特别是饮烈性酒可以引起哮喘发作。有人曾调查了53名支气管哮喘患者，其中有30人反映在饮酒后哮喘发作，这个比例是相当高的。调查同时还发现给哮喘患者饮烈性酒时，可立即引起发病；在饮低度酒时，哮喘者也可出现明显的呼吸阻力增加。这是由于酒的蒸气刺激气管或支气管表面的感受器，通过迷走神经反射，使支气管平滑肌收缩而造成的。醉酒后呕吐，由于胃内强酸性物质吸入气管，也可出现致死性的哮喘发作。据专家推测，柯受良在上海之死，就是醉酒后呕吐物中的强酸性物质吸入气管，出现致死性的哮喘发作而猝死的。

面对醉酒的危害及风险，首先要注意不要超量喝酒，不要空腹喝酒，不要喝"急酒"，喝酒最好按自己酒量以不醉为度，做到"花看半开，酒饮微醺"为佳。高血压、冠心病、支气管哮喘、前列腺肥大的患者应当少喝乃至不喝酒。

眩　晕

王义夫眩晕"失金牌"
——眩晕来困扰，就怕来自"脑"

1996年的亚特兰大奥运赛场上，王义夫还剩最后一枪，当时他已经遥遥领先于各路英豪，只要再随便射个7环，就可为中国队再添一枚金牌。但此时极富悲剧色彩的事情发生了：只见他脸色苍白，举起枪，犹豫后又放下。当他射出了比赛中的最后一发子弹以后，却当场晕倒了。这一枪只打中6环，使他痛失金牌！是什么原因在关键时刻使英雄气短呢？原来是颈椎病作祟，是颈性眩晕使他痛失一金。

眩晕是目眩和头晕的总称，以眼花、视物不清和昏暗发黑为眩；以视物旋转，或如天旋地转不能站立为晕，因两者常同时并见，故称眩晕。医学上的眩晕是指主观上对周围空间关系的定向和平衡障碍。分为真性眩晕和假性眩晕，真性眩晕是指睁眼看周围物体旋转，闭眼自身旋转；假性眩晕是指头晕眼花，无旋转感。

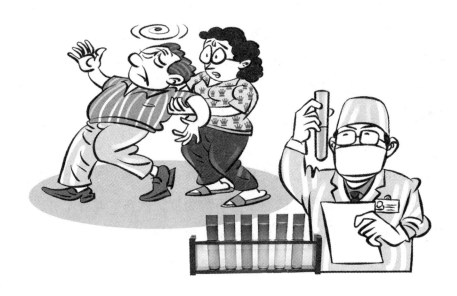

引起眩晕的疾病种类很多，大约有上百种，不同疾病的造成的眩晕也是不一样的。按照病变部位的不同，大致可以分为周围性眩晕和中枢性眩晕两大类。中枢性眩晕是由脑组织、脑神经疾病引起，比如听神经瘤、脑血管病变等，约占眩晕患者总数的30%。周围性眩晕约占70%，多数周围性眩晕与我们的耳朵疾病有关。周围性眩晕发作时多伴有耳蜗症状（听力的改变、耳鸣）和恶心、呕吐、出冷汗等自主神经系统症状。部分疾病可有反复发作性眩晕，一般可自行缓解。

可引起眩晕的九种疾病

（1）高血压：高血压所致的眩晕多数是由于情绪变化、精神紧张或受精神刺激等因素的影响，使血压产生波动而引起的。也有的是因为滥用降压药，使血压突然大幅下降而发生眩晕。

（2）低血压：低血压眩晕也是非常多见的，特别是年轻人，容易反复发作。直立性低血压眩晕则多见于中老年人，在起立或起床时突然眩晕，旋即消失，再做同样动作时又觉眩晕。

（3）动脉硬化：动脉硬化造成脑血栓附着可诱发脑缺血发作。这种脑缺血如果来自颈内动脉，就可出现浮动性眩晕和眼前发黑。

（4）脑瘤：发生在中枢前庭系的小脑、脑干易发生旋转性眩晕。脑瘤引起的眩晕一方面是由于颅内压增高，另一方面则是由于脑瘤的压迫而致血循环障碍，使前庭神经核区及其通路直接或间接受损而造成眩晕。

（5）脑血栓：轻度的脑血栓可引起眩晕。这是因为动脉硬化造成动脉管腔内膜病变出现狭窄后，其远端部分仍可通过自动调节，使血管阻力减低，并建立侧支循环而维持"正常"的血流量，暂时不发生中风（即不致脑血栓形成）。但是患者仍可出现头晕或眩晕，以及一侧肢体麻木或无力等症状。

（6）贫血：贫血容易引起脑缺氧而出现眩晕，恶性贫血眩晕尤为明显，患者可因中枢神经系统缺氧，导致神经系统的器质性变化。

（7）甲状腺功能减退：本病患者血压低、心脏输出血量减少、血流迟缓而致前庭系统缺氧出现眩晕。此外，新陈代谢较低，血中乳酸聚集波及内耳，也可引起眩晕。

（8）内耳疾病：耳源性眩晕常见者有梅尼埃病，迷路炎、前庭神经炎等。

（9）某些药物服药期间的不良反应。

各种眩晕常见的特点

（1）耳源性眩晕：系指前庭迷路感受异常引起的眩晕。当发生迷路积水（梅尼埃病）、晕动病（晕舟车病）、迷路炎、迷路出血或中毒、前庭神经炎或损害，中耳感染等都可引起体位平衡障碍，发生眩晕。由于前庭核通过内侧束与动眼神经核之间有密切联系，因此，当前庭器受到病理性刺激时，常发生眼球震颤。耳源性眩晕的主要表现为发作性眩晕、听力减退及耳鸣，重症常伴有恶心、呕吐、面色苍白、出汗等迷走神经刺激现象，可发生水平性或水平兼旋转性眼球震颤。一次发作的时间较短，患者常感物体旋转或自身旋转，行走中可出现偏斜或倾倒，发作中神志清醒。

（2）中毒性眩晕：链霉素、卡那霉素、新霉素、异烟肼、奎宁、水杨酸类药及有机磷、汞、铝、酒精、烟草等中毒可致中毒性眩晕。主要损害内耳听神经末梢，前庭器官中毒引起眩晕，如耳蜗神经亦受损则发生双侧感音性耳鸣。

（3）颈性眩晕（椎动脉压迫综合征）：大多由于颈椎肥大性骨质增生引起，造成脑基底动脉供血不足。眩晕发作常与头颈转动有关。固定患者头部，使其身体左、右转动，可立即诱发眩晕，常伴有复视、火花或暂时性视野短缺。如进行 X 射线检查，则显示颈椎有骨质增生。

（4）小脑疾病：可见于蚓部下端及小叶小结部肿瘤和小脑后下动脉血栓形成。多表现为平衡失调，轻度眩晕、醉汉样步态，眼球震颤常不明显。小脑后下动脉血栓形成常骤然发生严重的眩晕，上、下肢共济失调，可有眼球震颤、言语不清及吞咽困难。

（5）大脑疾病：如癫痫发作的眩晕先兆、偏头痛发作、脑血管硬化和脑瘤的颅内高压等。此类眩晕常根据其原发病进行诊断。

（6）眼原性眩晕：可由外眼肌麻痹、屈光不正、先天性视力障碍等引起。主要表现为不稳感，用眼过度时加重，闭眼休息后减轻。眩晕持续时间较短，睁眼看外界运动的物体时加重，闭眼后缓解或消失。常伴有视力模糊、视力减退或复视。

（7）自主神经官能症：头晕、眼花、耳鸣、恶心、心慌、失眠、多梦等各式各样的神经衰弱症状，头晕不是真正的眩晕。

由上可见眩晕的发病原因及其表现是五花八门的，人们这些介绍觉得很复杂，使人都"看晕"了。有顺口溜唱道：两眼发黑冒金星，天旋地转神志清；迷路积水颈椎病，脑子出了"白骨精"。其实，在众多眩晕中以耳源性眩晕和颈性眩晕较为多见。近年来，中老年人颈椎病的发病率不断升高，而且白领阶层中颈椎病也有"年轻化"的趋势，所以，针对病因进行治疗往往能取得较好的效果。1966 年亚特兰大奥运会上王义夫由于颈椎病引起的颈性眩晕而痛失金牌后，经过治疗明显好转，于是在 2004 年在的雅典奥运会他又再夺得男子 10 米气手枪金牌。

晨间不适

陈大叔告别"早上好"
——早上不舒服，体内有"埋伏"

炳叔姓陈，素有晨练习惯，每日清晨都见他穿着一件印有"祝君早安"的背心，在小区的林荫道上慢跑，遇到熟人都边跑边打招呼："早上好！"。不过，近半个多月来却没有见到他的人影。前几天，与他路遇，他向我讲述了这段时间的"遭遇"。他说，近来几乎每晚在鸡鸣前后就被"饿醒"，同时觉得心慌和口渴。每当饿醒时，便开灯爬起来吃几块饼干或面包填填肚子，喝口水再躺下。然而，肚饿好了一些，可口干舌燥想喝水的感觉令人再也不能入睡，于是，干脆起床洗漱弄早餐，直到吃完早餐后，饥饿、口渴、心慌和全身无力等症状才告解除。这么一来，晨练也就停止了。他还说："我那件'祝君早安'的背心，看来也该下岗了，这段时间早上太不安宁了。看人家都是'黎明静悄悄'，我却是'黎明尽搅扰'……"

听了炳叔的叙述，我判断他已在"不知不觉"中患了糖尿病，因此，建议他上医院去查查血糖。结果不出所料，空腹血糖和餐后血糖均增高，确诊为2型糖尿病。其实，炳叔"鸡鸣闹饥荒"的表现，是糖尿病的"黎明现象"。

事实上，像"黎明现象"那样令人"早晨不安"为信号的疾病并非罕见，虽然它们的信号不同，但都选择在清晨"发送"。下面，让我们来共同解读"黎明现象"和几种常见的"晨间不适"。

晨 饥

有些人在凌晨四点至五点会感到饥饿难忍，心慌不适。吃些饼干等食物后症状有所缓解，但往往会感觉口干舌燥、想喝水，这些症状在吃过早餐后会逐渐消失。

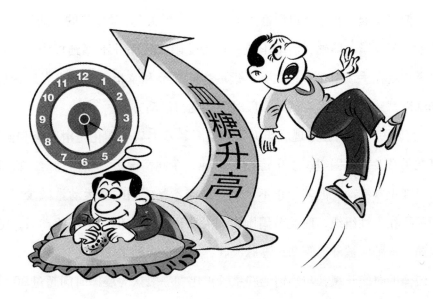

有上述异常症状，提示可能患了糖尿病。因为糖尿病患者的血糖控制失调，在凌晨由于体内有些对抗胰岛素作用的激素升高，于是发生血糖浓度升高并引发一系列不适症状。有些出现此症状的人并不知道是糖尿病的一种表现，到医院去查空腹血糖和做糖耐量试验证明其患了糖尿病。这种现象称为"黎明现象"。而"黎明现象"更常见于已经确诊糖尿病而用药物降糖的患者，尤其是接受胰岛素治疗的1型糖尿病患者，由于胰岛素用量不足而引起凌晨空腹血糖升高，因此患者应在医生指导下调整用药剂量。

晨　晕

正常人早晨醒来应该感到头脑清醒，但有的人早晨起床后头脑昏昏沉沉，或者有头晕症状，这就提示患有颈椎骨质增生等疾病或提示血液黏稠度增高。因为颈椎骨质增生可能压迫椎动脉而影响大脑的血液供应。而血液黏稠度增高则血流减慢，血氧含量下降，大脑供血、供氧受到影响，加之血液黏稠度的高峰值一般在早晨出现，所以清晨头晕者多数有颈椎病或高黏血症。

晨　僵

清晨起床后，关节发紧、活动受限，需要经过一段时间的活动才能舒展自如者，谓之晨僵。它是类风湿性关节炎（"类风关"）最重要的早期信号，表现为早起关节发紧、僵硬，活动不灵，行动受限，然而并不感到疼痛；90%以上的患者出现在手或腕关节，尤其是近端指间关节和掌指关节，患者起床后扣纽扣和洗漱都感到困难，需活动一段时间才觉得活动方便。

"类风关"为何会出现晨僵呢？那是因其基本病理变化是滑膜炎和血管炎，它可在关节及其周围组织发生渗出和水肿。在此情况下，当活动时，血液和淋巴液尚能正常流动，但若静止不动就易淤滞不畅。睡眠或运动量减少时，水肿液便蓄积在炎性组织，使关节周围组织肿胀而使关节僵硬。经活动后，随着肌肉收缩，水肿液被淋巴管和小静脉吸收，晨僵也会随之缓解。

晨僵的时间长短，与病情的轻重呈正比。一般认为晨僵时间超过30分钟即有临床意义。出现晨僵，即应及时上医院就诊，经查血清中的类风湿因子及其免疫复合物，便可明确诊断并得到正确的治疗。

晨 饮

所谓"晨饮"，就是酗酒成瘾者（即酒精依赖综合征患者）清早一起床就要喝酒，不然就会出现戒断症状。酒瘾和毒瘾一样，对上瘾之物不能离弃，离了酒就和吸毒者断了毒一样，会出现肢体震颤、坐立不安、恶心呕吐、大汗淋漓、易激怒等戒断症状。此时若一喝酒，诸症便会解除。其实，酒徒们出现晨饮，为的是怕出现戒断症状带来的不适。这是由于夜间睡眠时间长，血中酒精浓度下降，因此一醒来便要"干杯"，以提高血中的酒精浓度。"晨饮"是酒精依赖综合征的重要特征之一，对诊断有重要意义。嗜酒者若出现晨饮，就要在医生指导下戒酒，或进行适当的治疗。

晨 泻

"晨泻"为中医学名词，也是中医诊断中的一种病症，旧称晨泄（泻）、鸡鸣泄（泻），为老年人的常见病之一。其主要症状是每至黎明前，脐腹作痛，肠鸣即泻，泻后即安。中医学认为，这种慢性腹泻多属肾虚所致，故有"肾泄"之称。现代医学似属人体衰老，胃肠功能失调，消化吸收功能减退所致。应适当调节饮食，其治疗主要用中药方剂：四神丸加减。

晨 肿

早晨出现眼睑、面部水肿是肾脏疾病的特征性表现，特别是小儿和青少年患了急性肾炎，极常见及晨间起床后有眼睑及面部水肿，以眼睑最为明显。据临床观察，70%～80%的急性肾炎患者有晨间眼睑水肿。因眼睑处的组织松弛，加上晚间的体位，最容易导致多余的液体积聚而水肿。

综合上述几种晨间不适现象，有四句口诀：晨间不适可不少，关节僵硬添烦恼；糖尿酒瘾鸡鸣泻，难享黎明静悄悄。除此之外，有些疾病引起的头痛常有晨间加剧的特点，如颅内占位性病变、高血压、慢性鼻窦炎之头痛均以晨间为甚，这对慢性头痛的鉴别诊断具有参考价值。

总之，一些晨间不适或症状，往往是疾病的早期信号或某些病症的特有表现，对其要细心"解读"，及早识破和认真对付。只有这样，才能早获康复，再享"早安"。

无痛性肿块

"不吠狗"更会乱咬人
——肿块若不痛，后果更严重

俗话说："不叫的狗爱咬人"，这话用来形容无痛性肿块更可怕倒很恰当。为什么说身上的肿块无痛的比有痛的更加危险呢？那是因为有痛的肿块多系炎症所引起，而且因为有疼痛而能够引起患者的注意并及时去就医。而无痛性肿块常常不引起患者的重视，觉得没有疼痛不是什么大问题；再就是不少癌性肿块往往不痛。所以说，当痛不痛，后果严重。有口诀提醒道：肿块该痛却不痛，其实后果更严重；癌肿善于演"哑剧"，待你发现已病重。

不少人发现身上长个肿块，不疼不痒，往往认为"不碍事"而毫不在乎。而当肿块出现一些伴随症状，如疼痛、红肿、瘙痒，甚至影响日常生活时，才会觉得应该去医院看一看。这种现象，在普通百姓中十分常见。然而，在医生眼中，有症状的肿物应该重视，而无症状的肿块，即"不疼不痒的疙瘩"更应警惕，尤其是颈部和乳房无痛性肿块，往往是恶性肿瘤的早期表现。

在临床上我们经常发现，无痛性肿块发生肿瘤的可能性比较大。这种无痛性肿块的特点是：生长迅速、质地坚硬、表面不平、呈结节状、活动度差、边界不清、无压痛。由于没有明显的症状，患者常常容易忽略，造成治疗的延误，使一些恶性肿瘤失去了早期诊治的机会，待病情进一步发展时，方去就医，往往已属晚期，很难取得满意的治疗效果。在全身的"版图"中，哪些部位是重点稽查区呢？重点有"两块"：一块是颈部，一块是乳房。

首先说说颈部无痛性肿块。颈部无痛性肿块比有痛性肿块更应引起大家的注意，原因是颈部无痛性肿块，肿瘤的发生率较高，也就是说肿瘤的可能性较大；相反，越是具有一些症状的颈部肿块，非肿瘤的可能性越大。许多颈部肿瘤多为无意中发现，临床仅仅表现为颈部肿块，而无其他症状，尤其是肿瘤发现的早期。如颈部肿瘤常见的甲状腺癌、甲状腺瘤，发生于颈淋巴结的恶性淋巴瘤和各种转移癌（如鼻咽癌、喉癌、肺癌颈淋巴结转移），以及涎腺肿瘤（腮腺或颌下腺的良、恶性肿瘤）、血管瘤、淋巴管瘤、神经鞘瘤、副神经节瘤等，多无疼痛、皮肤红肿等症状和体征。此时，患者常常因为没有其他症状而忽略肿瘤的可能性，从而造成治疗的延误。尤其是一些恶性肿瘤失去了早期诊治的机会，待病情进一步发展时，方去就医，往往已属晚期，很难取得满意的治疗效果。此外，颈部一些需要外科治疗的类瘤样病变，如腮裂囊肿、甲状舌管囊肿，也多表现为颈部无痛性肿块，易为患者所忽视。而颈部一些具有红肿、疼痛等症状的肿块，应当更多地考虑为化脓性炎症、淋巴结核等特异性或非特异性炎性肿物。当然，也不能完全除外一些肿瘤的晚期表现。

"颈部肿块"是指颈部淋巴结异常肿大或颈部出现异常的包块。颈部是头面部和全身各处淋巴的重要汇总处，呼吸道、消化道的枢纽，更是细菌等有害病原菌进入机体的重要门户，也是先天性畸形、肿瘤的好发部位。因此，颈部是人体的肿块多发区。据临床统计，颈部肿块可由60多种疾病引起。国内外学者对颈部肿块的诊断总结出如下规律。

"80% 规律"

（1）对于不是甲状腺部位的颈部肿块，有大约20%属于炎症或先天性疾病，而其余80%属于真性肿瘤。

（2）对于真性肿瘤，又有大约20%属于良性肿瘤，80%为恶性肿瘤；同时与性别有关，女性约占20%，男性占80%。

（3）在颈部恶性肿瘤中，有20%原发在颈部，而来源于全身其他部位恶性肿瘤的转移病灶占80%。

（4）颈部的转移病灶有80%来源于头面部，20%来源于人体躯干部位。

由此可见，颈部无痛性肿块是头、面、颈部恶性肿瘤的"形象大使"，并且可能是全身其他部位恶性肿瘤"派来"的代表。当发现颈部无痛性肿块，就必须及时到医院去就诊，以明确诊断而不耽误病情。

再就说说女性乳房的无痛性肿块。

生活中，有许多患者对乳房疾病的认识有一个误区，认为自己乳房上长了一个"小疙瘩"，既不疼也不痒，就不去管它，只有感到疼痛的时候才去看病，其实这是非常错误的。

临床上，越是不疼的肿块，越应予以重视。因为无痛性乳房肿块恰巧是乳腺癌的特征之一。一般来讲，炎症性的乳房肿块，常常伴有比较剧烈的乳房疼痛，肿块局部还伴有明显的红、肿、热等炎症性反应，肿块可化脓破溃，经过抗炎治疗加局部引流，炎症消退，肿块消失。增生性乳房肿块，常常伴有经前期乳房胀痛，月经过后，疼痛减轻，肿块随之缩小，且肿块常常为多发性的，质地柔软或者韧实，局部可有轻到中度的触痛，经过药物对症治疗后可有不同程度的好转。

乳腺癌的乳房肿块，较早期时通常无明显疼痛不适感，所以往往一经发现就已经很大，只有到晚期局部皮肤出现溃烂、浸润，才会出现疼痛，肿块常呈进行性增大，具有单发、质硬、活动度差等恶性肿块的特征。当然，乳房纤维瘤也没有疼痛感，常常于无意间发现。但纤维瘤通常好发于青年女性，呈多发性，肿块多为规则圆形，质地韧实，边界清楚，活动度大，一般直径不超过3~4厘米，几乎从不发生皮肤溃烂、浸润，这些是区分恶性肿块的重要特征。

为了早期发现乳腺癌，女性在洗澡时可以自摸乳房，如果发现无痛性肿块要及时去医院妇产科或肿瘤门诊检查。丈夫在触摸妻子的乳房时如果发现妻子的乳房有硬块，也不可忽视，因为很可能是乳腺癌的早期信号。香港有一部影片《天生一对》，其中女主角的乳腺癌，就是她那当医生的恋人发现的。因此可以借鉴。

皮肤症状

皮肤瘙痒

皮肤痒却非皮肤"恙"

——瘙痒肤无恙，查肾查血糖

医护人员有"痛病人之所痛"的口号，其实，我们常常说"应当关心群众的痛痒"。因此，有必要加上一句口号："痒病人之所痒"。患过疥疮和脚癣的人，就能体会到"痒"的难受。在各种皮肤病中，疥疮之痒最为难受，因为此种瘙痒有"越挠越痒"的特点，即痒←→挠。李调元巧对疥疮联的逸闻广被流传，说明疥疮之痒乃瘙痒症状的代表。清代才子李调元是乾隆年间的进士，他在童年上私塾时患了疥疮，课间不断用手在身上挠痒。教书先生有意逗他，也借此来试试他的才智，便出了一上联要他对出下联。上联是："痒痒挠挠，挠挠痒痒；不痒不挠，不挠不痒；越痒越挠，越挠越痒。"年少的李调元才思敏捷，接着就对出了下联："生生死死，死死生生；有生有死，有死有生；先生先死，先死先生。"教书先生本想戏谑一下学生，岂料李调元的反嘲而提出"先生先死"论而使老师只得哑然失笑。

当然，"痒"却另有一种感觉，比如形容某种希望，常常用"痒"字来表达。喜欢写字的人，看到别人在挥毫，于是自己也想"露一手"，那就说是有些"手痒"。围观别人下棋，旁观者往往也会"手痒痒"想越俎代庖动手代替走一着。再就是有时挠痒还有"另类"的舒适感，我们看到有的老年人拿着"痒挠挠"（老头乐）往腰带上一别而不挠痒，老人家乐滋滋的……

我们每一个人，几乎都经历过痒。假如让我说出瘙痒是一种什么样的感觉，程度如何，恐怕却难以说清，因为至今还没有一种比较客观的、可定量的、大家都认可的方法测出痒的性质和程度。人们只能用一些模糊的语言来表达，如稍痒、剧痒、奇痒难忍等。

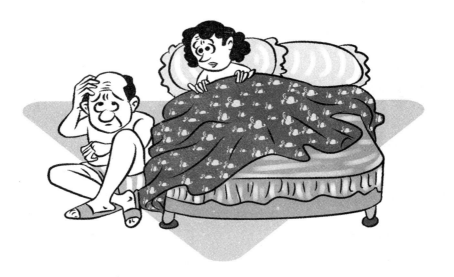

瘙痒是由组胺、蛋白酶、血管舒张素及某些肽素等介质刺激皮肤引起的一种不快感觉。一般认为瘙痒是皮肤病引起的，不必小题大做。殊不知某些反复发作的瘙痒、无任何先兆或伴有皮疹的瘙痒、广泛而顽固的瘙痒，可能是多种疾病的一个信号。

（1）肝胆疾病：肝胆疾病瘙痒的发病率很高，伴或不伴有黄疸，呈暂时性或持续性。瘙痒也可能是肝硬化的先兆。有人统计，约50%的患者在出现黄疸及肝功能损害之前的数月或1～2年即有瘙痒发生。机制可能是胆盐、组胺或其他有毒代谢物质作用于皮肤的神经末梢，但瘙痒程度与胆盐无平行关系，因为胆盐的致痒能力不同，2－羟基胆盐致痒的作用强于3－羟基胆盐，也可能是胆盐有洗涤细胞的作用，损伤了细胞的脂质膜，释放蛋白酶而致痒。

（2）内分泌与代谢性疾病：常见于糖尿病、甲状腺疾病、甲状旁腺疾病、痛风等。皮肤含糖量是血糖的2/3，糖尿病患者由于皮肤含糖量明显增高，易招致细菌、真菌感染，加之皮肤干燥，瘙痒发病概率较高。如果降糖治疗有效，随血糖控制而瘙痒减轻。临床上对于泛发或久治不愈的癣菌病患者，应警惕是否患有糖尿病，特别是肥胖者或老年人，瘙痒往往是糖尿病的首发症状。甲状腺功能亢进与甲状腺功能减退都可能出现瘙痒，所不同的是前者由于各种代谢亢进，可有皮肤潮湿、多汗或肤色变黑，且瘙痒出现较早；而后者的瘙痒则缓慢发生，皮肤干燥、脱屑、苍白、无光泽，呈黏液性水肿。甲状旁腺功能亢进的瘙痒可能与高钙有关。

（3）肾脏疾病：一般情况下，急性肾炎不发生瘙痒。广泛的瘙痒是慢性肾炎、尿毒症、肾功能衰竭的一个重要表现，发生率高达86%。因为肾功能不全时，血中尿毒素及蛋白衍生物增高，钙、磷代谢紊乱，颗粒状尿素"霜"沉积于皮肤表面，皮肤干燥，产生尿毒症性神经病变，诱发瘙痒加重，此时抗组胺治疗是无济于事的。

（4）血液系统疾病：真性红细胞增多症患者可有瘙痒症，常在夏季发生或洗热水澡时加重。国外报道男性缺铁性贫血患者瘙痒症发生率为13%，女性为7%。经补铁治疗，患者的缺铁纠正后瘙痒消失。

（5）妊娠与瘙痒：妊娠期由于内分泌及免疫状况的变化，可出现瘙痒，较常见的是妊娠瘙痒症，大部分患者与雌激素增多、肝内胆汁淤积有关。分娩后瘙痒迅速隐退。孕妇中的瘙痒发病率为0.06%～0.43%，再次妊娠为47%，口服避孕药也可发生瘙痒。

（6）恶性肿瘤：不明原因的长期广泛的瘙痒，可能是恶性肿瘤向人们发来的"警告短信"，此时要警惕是否有潜在的恶性肿瘤，尤其是老年人更需注意。此类瘙痒的差异很大，或暂时性或持续性，或局限性或泛发性，全身无处不痒。肝癌、胰腺癌患者瘙痒严重而广泛，约1/3霍奇金病患者有瘙痒。局限性瘙痒提示邻近部位肿瘤（如外阴部瘙痒常见于子宫颈癌，肛周瘙痒常见于肠癌，鼻孔壁瘙痒可能有脑瘤）。瘙痒严重程度及持续时间与肿瘤无关。肿瘤消除，瘙痒缓解，如有复发，瘙痒再现且加重。肿瘤性瘙痒原因未明，推测是肿瘤细胞或细胞碎屑引起的免疫反应，也可能是自身免疫导致身体其他部位细胞溶解，释放致痒介质所致。

由此可见，顽固的瘙痒，有时是全身性顽症"导演"的，当明确瘙痒不是由皮肤病所引起，就要对有关的器官和系统进行"排查"。有打油诗提醒诸位：皮肤无病全身痒，顽症潜伏在体腔；糖尿癌症肝胆病，肾衰尿素结成"霜"。谨请按诗索病。

皮下青紫块

青紫块并非"鬼"作怪
——出现青紫斑，应查血小板

身上突然出现青一块紫一块的现象很常见，因为不知道原因，民间有些地方称其为"鬼拧青"，说是鬼在夜间偷偷地掐人的皮肉所致。但事实上，从医学上来说，称作"紫癜"。紫癜一般由多种原因引起，有一种是过敏性的，主要是由环境原因引起，例如衣物、花粉、食物、药物等。过敏性紫癜是一个血管的变态反应的血管炎，它最常见的是表现在双下肢的、高出皮肤表面的紫斑，有经验的医生从皮肤紫斑来看就能判断出是否由过敏引起。

还有一种是血小板减少性紫癜。血小板是血液中最小的细胞，比红细胞还要小很多，直径只有 2~4 微米。血小板的主要功能是凝血和止血。当人体受伤流血时，血小板就会成群结队地在数秒钟内扑向伤口。它们首先释放血管收缩物质，使受损血管不同程度地紧闭，减少血流量。接着，血小板和血液中的其他凝血物质黏附在破损血管壁上聚集成团，形成血凝块，堵塞破损的伤口和血管。因此，血小板减少时血液就会从破损的伤口和血管渗透到皮下而出现紫癜。血小板减少是指外周血小板计数少于 $100 \times 10^9/L$ 而言。紫癜是指皮肤或黏膜毛细血管自发或触发性血液外渗而引起的淤点或淤斑。一般规定，直径 <3 毫米的皮肤或黏膜出血称为淤点，≥3 毫米者称为淤斑，因两种常同时存在，故统称紫癜。血小板减少的原因有：① 血小板在脾脏阻留过多。② 血小板产生减少。③ 血小板破坏增多。④ 复合因素等。⑤ 假性血小板减少。所谓假性血小板减少，系血小板计数检验误差所致。对于两种原因引起的紫癜，可归纳如下：皮下出现青紫块，切勿迷信"鬼作怪"；重者因缺血小板，轻者过敏在"使坏"。

此外，有些出血或者淤斑并不是由过敏或血小板减少所引起的。像有些人毛细血管脆性高，很容易发生淤斑，小血管损伤后，有少量血液溢出，在皮肤上留下小红点（淤点）及蓝紫色的淤斑（紫癜）。有些老年人结缔组织稀疏，对血管缺乏支持，血管通透性增加而容易出现皮下出血，也会形成淤斑。另外，轻微碰伤后妇女比男性容易发生淤斑，主要出现在大腿、臀部及上臂，对多数人来说，这些淤斑不伴血液方面的异常，也无大碍。

相对而言，过敏性紫癜比较常见，特别在儿童和青少年。因此，这里着重谈谈过敏性紫癜。过敏性紫癜是一类血管变态反应性出血性疾病，是一种常见的血管性紫癜。本病由于机体对一些物质产生变态反应，引起小血管炎。毛细血管壁的通透性及脆性增高而引起出血。临床除有特征的下肢对称性皮肤出血外，常有关节炎、腹痛及肾炎等并发症。

可能导致本病发生的物质比较多，但真正能确定为直接致病因素较难，一般认为与下列因素有关。① 细菌和病毒感染是引起本病最常见原因，以 β 溶血性链球菌所致的上呼吸道感染最多见。② 寄生虫感染是本病较常见的致病因素，主要是机体对寄生虫的代谢产物和幼虫死后释放的异体蛋白等过敏所致，以蛔虫最多见，其次为钩虫、丝虫等。③ 食物因素主要有牛奶、蛋类、鱼、虾、蛤、鸡肉及羊肉等，为特异体质对动物蛋白过敏所致。④ 药物因素如青霉素、链霉素、氯霉素、红霉素、磺胺类、抗结核病药、解热镇痛药等。⑤ 其他诱发因素如寒冷刺激、花粉吸入、外伤、昆虫叮咬、结核菌素试验、预防接种，更年期以及精神因素等，临床表现及分型如下。

（1）单纯皮肤型：以皮肤紫癜为首发症状最为多见。皮肤紫癜对称分布，分批出现，反复发作于四肢及臀部，尤以双下肢伸侧为甚，少数累及面及躯干部。紫癜出现前可有皮肤瘙痒，随后出现小型荨麻疹或红色圆形丘疹，高出皮面，颜色逐渐增深，呈紫红色，压之不退色。重者可发生水疱、溃疡及局部坏死。个别病例可伴有荨麻疹及血管神经性水肿，后者多发生于头面部。

（2）关节型：除皮肤紫癜外，尚有关节肿痛，有时局部有压痛。多发生在膝、踝和腕关节等处，疼痛可呈游走性。关节腔可有渗液，但不留后遗症。

（3）腹型：除皮肤紫癜外，还伴有腹痛、腹泻，甚至有呕血、便血等胃肠道症状。腹痛常位于脐周、下腹部及全腹部，以突然发作的绞痛为特点，有时甚为剧烈。

（4）肾型：过敏性紫癜导致肾受累的比例为 20% ~ 100%，男性患者多于女性。临床表现除有皮肤紫癜、关节肿痛、腹痛、便血外，主要为血尿和蛋白尿，多发生于皮肤紫癜后 1 个月内，有的或可以同时并见皮肤紫癜、腹痛，有的仅是无症状性的尿异常。如果蛋白丢失过多，亦可出现肾病综合征的表现，如果血尿、蛋白尿长期持续存在，亦可伴有肾功能减退，最后导致慢性肾功能衰竭。

（5）混合型：以上分型中除单纯皮肤型外，有 2 种以上合并存在时，称为混合型。

过敏性紫癜有以下四个特点可与血小板减少性紫癜相鉴别：其一是皮疹的特点为在皮肤分批出现、对称分布、大小不等、高出皮面及压之不退色的丘疹样紫癜。其二是部分患者同时伴有腹及关节痛和尿异常改变。其三是血小板计数、止血功能及骨髓象正常。其四是除外其他出血性疾患。在这四项中，紫癜皮疹高出皮面和血小板计数正常最有"话语权"。

荨麻疹

"风疹块"来快去也快
——"风团"会"伤心"，老人应当心

每年清明前后，大地迎来了温暖宜人的早春天气，春风拂面，绿柳摇曳，春光旖旎，阳光明媚，正是踏青出游的大好时节。不少市民选择外出踏青、郊游、扫墓。古人有著名的诗句："踏青归去马蹄香"一直为后人吟咏。但是，有些过敏体质的人士，却是"踏青归来一身痒"。今年清明那天张先生一家到九峰山为去年辞世的父亲扫墓。当日天气晴朗，东风习习，好一派诱人春色。他们踏着绿油油的山坡，到了墓地焚香祝祷。但没想到回来后全家人都出现了脸部红肿、瘙痒等症状，而且张先生身上还长了一块块"风疙瘩"。经过医生诊断才知道，原来是九峰山上的某些花草树木之过敏原惹的祸，使他患了急性荨麻疹。

荨麻疹这一症状及病名来自西方。远在公元前 4 世纪，希波克拉底就已发现碰到荨麻可以引起荨麻疹。荨麻疹的英文病名为 Urticaria，urtica 就是荨麻的

拉丁文名，指的是碰到荨麻后会引起似火烧灼般的疼痛感，随之出现疹块则瘙痒难耐。我国古人也很早就发现了荨麻的多种特性，在明《本草纲目毒草类三十种》里就提到了荨麻："荨麻生汗宁府山野中，其茎有刺，高二三尺。叶似花桑上有毛芒可畏，触人如蜂蜇。"中医没有专门与荨麻疹相对应的病名，但是却有荨麻疹这一症状相对应的称呼："风疹块"、"风疹团"，俗称"风疙瘩"、"风团"、"风包"等。

其实，引起荨麻疹（风疹块）症状的不光是荨麻，不少过敏原都可引发这样的疹块。如：① 食物。以鱼、虾、蟹、蛋类多见。② 药物。常见的有青霉素、血清制品、磺胺、痢特灵（呋喃唑酮）、阿司匹林等。③ 感染。包括病毒、细菌、寄生虫等。④ 物理因素。如冷、热、日光、摩擦及压力等物理性刺激。⑤ 动物及植物因素。如昆虫叮咬、荨麻刺激、接触漆树或是动物皮屑、羽毛及花粉等。

我们熟悉的荨麻疹是"急性荨麻疹"，发病很急，常常是吃了海鲜、药物等之后，皮肤突然红肿、发痒，并出现大大小小、各种形状的疹子，开始是孤立或散在，逐渐扩大，融合成片，这些疹子大多会在 24 小时内自动消退，但新的疹子陆续发生，此起彼伏。荨麻疹悄悄地出现，又悄悄地消失，来去如风是这种病的特色。

病情严重者可出现心慌、烦躁、恶心、呕吐甚至血压降低等过敏性休克症状，部分患者还会牵连肠胃，引起腹痛、腹泻。如果累及喉头，则呼吸困难，甚至窒息。

而有些患者就没有这么幸运，烦人的疹子每天出现，若持续 2 个月以上，我们就称之为"慢性荨麻疹"，此后可能还要继续几个月，甚至几年。

荨麻疹并不是有什么严重危险之疾，但是，这种皮肤过敏性病症也可能"伤心"，因此应当引起注意。有的人在吃了鸡蛋、鱼虾等含有异种蛋白的物质后，在皮肤出现风疹块的同时，还有心慌、心跳、胸闷、气短等症状，经心电图检查也见有异常，这在临床上称为"心脏荨麻疹"或"心肌血管神经性水肿"。原来，荨麻疹除了引起皮肤黏膜发生反应外，心脏也会发生"过敏反应"——心肌血管扩张，通透性增加，大量血清由毛细血管渗出，导致心肌间质炎性水肿，于是便引起心动过速、心律失常（以"早搏"为多见）、心动过缓，甚至还有可能发生心绞痛等。绝大多数"心脏荨麻疹"患者经抗过敏药物治疗后，随着痒疹的消失，心脏受损的症状也会很快解除，心电图也随之恢复正常，且不会留下后遗症。

但是，老年人发生"心脏荨麻疹"就应该认真对待。因为老年人心血管病患者较多，如高血压、动脉硬化、冠心病等，一旦发生心脏荨麻疹，就会加重原有的心脏疾患，这无异于雪上加霜，会使病情突然恶化，个别严重的会导致死亡。故老年人发生荨麻疹时，就应该提高警惕，尽早使用足量的肾上腺皮质激素和抗组胺类药物进行治疗。有打油诗为证：过敏引起风疹块，来得骤然去得快；岂料"风团"会"伤心"，人到老年真无奈。

有过敏体质的人，知道自己在进吃某些食物或接触某些"致敏原"会发生荨麻疹者，日常生活中就应对它们"敬而远之"，采取"惹不起却躲得起"的策略。

荨麻疹除了可以"伤心"之外，由于它的病名（或症状称呼）混乱也会带来麻烦，特别是基层医务人员或非医务人员，常常将西医的"风疹"与中医的"风疹块"相混淆而惹来意外事端。这里不妨说说"一字千金"的案例。

珊珊婚后一年有了喜，今年回老家上坟后出了一身痒疹。到村里诊所看病，医生说是风疹，服了一些药后痒疹消退了。回城一周后到医院去做例行孕期检查，告诉医生说一周前曾得过"风疹"，医生一听觉得问题严重，因为早孕期间得了风疹容易使胎儿发生先天性心脏病等畸形，便对她讲，她所怀的宝宝不宜留下，说不定要行人工流产术，并请来主任会诊。主任详细询问病情后，认为她得的是荨麻疹，俗称风疹团或风疹块，经 Torch 检查结果排除了近期风疹病毒感染，决定让她把孩子留下。结果足月娩出一个完全正常的"千金"。珊珊不无感慨地说："就差一个'团'字，差一点把我的'千金'打掉了，真是一字保千金啊！"

风疹是由病毒引起的一种儿童容易发生的传染病，而"风疹团"或"风疹块"则是由过敏原引发的皮肤病，两者是风马牛不相及的病症。那么，中医为什么把荨麻疹的疹块称为"风疹块"呢？这就有一点小小的学问了。原来，中医常常将"来去匆匆"的症状以"风"字来命名，如"痛风"就是夜间突然出现又很快消退。于是，"风疹块"应该把"风"与"疹块"分开来，解读为像"风"一样来去匆匆的"疹块"，这样就不会搞错了。

四肢症状

步态异常

观步态可知病所在

——步态见异常，"举足"判病恙

提起步态，我们都很欣赏每天早上在天安门升旗的"国旗班"战士们的飒爽英姿和矫健步伐，他们的步态展现出庄严国威。我们也很欣赏时装模特在 T 台上摇曳生姿、仪态万方的猫步，他们的步态展示出诱人的魅力。然而，我们日常走路却不能采用这样的步态。

正常成人走路的步态应按照生理活动的规律而进行的，是平稳、协调、有节律的，两腿交替进行。步态是经过学习而获得的，因此，它具有个体特性。正常步态必须完成三个过程：支持体重，单腿支撑，摆动腿迈步。有些人的走姿特别端正严谨，在步行时每步的距离都大致相同，据说地质学家李四光每步跨度是 0.85 米远，他是受一位大学老师无意的讲说启发的，从而能在荒郊野岭迅速判断距离与方向。

俗话说："坐有坐相，站有站相"，那么，行也有行相。行相就是走姿，每个人的走姿并非是千篇一律的，但是，其肢体的动作都应当符合生理要求。要想知道自己走路的姿势是否正确，最简单的一个办法，只要看看鞋跟就知道了，很多人的鞋跟都有不同程度的磨损，这些就提示你平时走路的着力点正确与否，正确的步行，鞋底的磨损是平均的，而不是分布不均的。一个人如果鞋底磨损不平均，那就说明这个人的走姿不正确。

步态主要靠骨骼的结构和各部分肌肉的紧张度来保持的，而神经系统功能起着相当重要的作用。如果大脑或局部神经、肌肉、关节等有病变时，常可出现各种各样的特殊步态，而特殊步态往往是某种疾病的标志。

世界著名喜剧大师卓别林，则是以"鸭子步态"来展示他的喜剧效果的。看过卓别林主演的电影如《摩登时代》《城市之光》等影片，都会看到卓别林带特征性的形象和动作——鼻子下一撮小胡子，黑礼帽、黑皮鞋，外八字脚（鸭子步态），于是皮鞋也是外转八字形。卓别林走起路来就像鸭子走路那样左右摇晃。

这里"转播"一则描绘这些步态的顺口溜：

走路若画圈，定是有偏瘫。

走路似醉酒，小脑疾病有。

走路碎步冲，患有帕金森。

走路如鸭步，肌病靠得住。

走路像剪刀，病变在大脑。

下面就按这则顺口溜的次序分别作一简述，并一起谈谈一些其他常见的特殊步态。

（1）划圈步态

表现：行走时先将下肢外展而后内收，故行走时足外甩，划半圆，故又称为"圆规步态"。

病症：此为偏瘫患者行走时的步伐状态，见于脑卒中（中风）恢复期或其后遗症。

（2）醉酒步态

表现：行走时摇晃不稳，左右倾斜，步态紊乱，不能走直线，似醉酒状。

病症：常见于小脑疾病（如小脑脓肿、肿瘤）和迷路炎等。

（3）慌张步态

表现：患者全身肌肉张力增高，躯干倾向前方，跨步小心，起步动作慢，移步间隔短少，步态不稳，身体欲向前方跌倒。患者想平衡其身体，结果造成快速行走，走路呈碎步冲，而行走时越走越快，难于立即止步。

病症：见于锥体外系有病变者，如帕金森病（即震颤性麻痹）。

（4）鸭子步态

表现：走路时身体左右摇摆，即两足距离很宽，躯干左右摇晃，腹部前凸，上楼梯要一脚先上去，另一脚再提上去而且很费力。

病症：常见于佝偻病、大骨关节病、进行性肌营养不良等。

（5）剪式步态

表现：患者行走时，两膝相碰，两小腿交叉呈剪刀状，步幅小，常作足尖踏地而行。

病症：此步态常见于脑性瘫痪和截瘫患者。由于两下肢肌肉张力增高，尤以伸肌及内收肌群受累较明显之故。

（6）跨阈步态

表现：此种步态为下垂足的步态。走路时，患腿高抬，而患足下垂，足尖离地前，先将膝关节、髋关节屈曲，使腿抬得过高，跨步小，并使足尖擦地而行。

病症：常见于腓总神经麻痹、坐骨神经麻痹或多发性神经炎（维生素 B_1 缺乏症）的患者。

（7）共济失调步态

表现：患者呈现一种不稳定、不协调的走路姿势——两脚间距宽、脚跟先着地而后脚尖着地的双拍式步态。起步抬脚过高，骤然垂落，且双目向下注视，两脚间距很宽，以防身体倾斜。闭目时则不能保持平衡。

病症：所谓"共济"，是指神经、肌肉、关节各部分动作的协调，此种步态常见于脊髓痨患者。

（8）间歇性跛行

表现：开始步行无症状，行至一定距离可出现下肢麻木、无力、酸痛，难于继续行走，休息一会则症状缓解而可以重新起步行走，但再步行一阵又会出现上述症状，于是走走歇歇，故名。

病症：此步态则不是脑-神经系统的病变所引起，而系血栓闭塞性脉管炎的一种特征性表现。乃因行走稍久后，患肢发生缺血之故。检查可发现其足背动脉搏动消失。

此外，由于中央型椎间盘脱出或椎管狭窄症，使马尾神经受压及血运障碍，亦可引起下肢运动后无力及不能行走，称为马尾性间歇性跛行。但其足背动脉搏动存在。

有一则取这些异常步态中的典型步子为例的口诀："举足轻重"露病情，偏瘫抬腿画圈行；下肢罹患脉管炎，走走停停走走停。除了上述八种常见的特殊步态之外，还有两种"跛行"也较为常见。其一是保护性跛行：走路时，患侧足刚一点地则健侧足就赶快起步前移；健足触地时间长，患足点地时间短；患腿迈步小，健腿跨步大；患腿负重小，健腿负重大。这种保护性患足点地跛行，多见于下肢受伤者。其二是拖腿性跛行：走路时，健腿在前面患腿拖后，患肢前足着地，足跟提起表现为拖腿蹭地跛行，可见于儿童急性髋关节扭伤、早期髋关节结核或髋关节骨膜炎等。

还有其他一些疾病的特殊步态就不一一列举了。医生往往能根据步态就可做出初步诊断而做进一步的检查。"观步察病"，也是医生"视诊"的一项重要内容。某些特殊的步态能为临床提供很有价值的诊断线索。有句俗话说："先让病人走一走，便知病情七八九"，这不是无稽之谈，而系"有稽之谈"。所以，观步察病，需"步步经心"，发现情况往往就是"步步惊心"了。对特殊步态标志某种疾病而言，真可说是"举足轻重"呢。

鼓槌状指

杵状指示心肺问题
——手指鼓槌状，心肺有灾殃

江城时代网络公司工程师汤某，一个多月来觉得手指指端有些疼痛，他先到一家门诊部就诊，医生看后未作出诊断，开了些止痛药，说先吃药再看看。然而，止痛药并不管用，近日他还发现，连指甲也像手表盖一样拱了起来，于是便到市中心医院就诊。

接诊的是蓝主任，他询问了汤平的病史后，一看患者双手十指呈现鼓槌状——杵状指。杵状指是体内疾病的"烽火台"，是全身性疾病在指端点起的"狼烟"，于是接着问患者还有哪些不适。原来，汤某近几个月来经常咳嗽，有几次痰中带有血丝，因不发热，工作又忙，也就不把它当一回事。主任当即开单让他去拍胸片和做 CT 检查，结果出来了，汤某患的是右肺上叶支气管肺癌。幸亏发现得早，尚未转移，及时做了肺叶切除术。

早在两千多年前，古希腊医师希波克拉底就从肺脓肿的患者手上发现了这种特征性的鼓槌状指（杵状指），故称其为希波克拉底指（Hippccratic finger）。此后，临床医生逐渐发现，一些慢性肺部疾病、心血管疾病及其他系统的某些疾病，也可出现杵状指。

杵状指（趾），是指（趾）端膨大似杵状（鼓槌状），指（趾）的纵脊和横脊高度弯曲，而形成蛇头状。明显的杵状指容易被发现，轻度的却不易被注意，而轻度的往往正是疾病的早期表现。因此，掌握识别杵状指的方法，对早期发现某一疾病有很大帮助。具体方法是测量指（趾）端背面皮肤与指（趾）甲盖所形成的角度，若大于 160° 即为杵状指（趾）；160°~180° 为早期杵状指（趾），超过 180° 即属晚期重度杵状指（趾）。值得注意的是，肺癌患者的杵状指，有别于慢性肺疾所致者，其特点为常有疼痛、病情发展快、甲床周围有红晕等，肺癌治愈后杵状指即消失。

鼓槌状指是怎么发生的呢？

两百多年前，学者们即开始研究鼓槌状指这一病征的发生机制，在多种学说中，缺氧学说占了上风。科学家通过研究发现，鼓槌状指里血流量较正常手指多，但是动脉血和静脉血之间的差别较小。也就是说，动脉血的含氧量降低了，在毛细血管里的还原型铁蛋白增加了，这种物质可使血管扩张，最后造成指（趾）端的膨大。正常人的还原型铁蛋白可在肺和肝脏被分解，如果肺部和肝脏发生病变，就不能分解该物质，这是促使它增多的原因。曾经有人用刀把鼓槌指切开，进行了细致的观察研究，从中发现主要是指（趾）端的软组织增生及血管增多，而骨骼没有变粗。只有在个别情况下，如肥大性肺性骨关节病，才会有骨质的肥大。

有关资料表明，杵状指 75%～80% 见于慢性肺部疾患，10%～15% 见于心血管疾病，5%～10% 散见于其他疾病。不少专家指出，肺癌患者有 15%～21% 可出现杵状指，而且可在肺部症状出现之前出现。杵状指（趾）与肥大性骨关节病合并存在者，90% 与肺癌有关。

杵状指（趾）常见于如下疾病：呼吸系统——肺癌、肺结核、慢性支气管炎、支气管扩张、肺气肿、肺脓肿、脓胸、尘肺等；心血管系统——青紫型先天性心脏病、亚急性细菌性心内膜炎等；消化系统疾病——慢性非特异性结肠炎、门脉性或胆汁性肝硬化等；其他疾病——慢性肾盂肾炎、甲状腺功能亢进、慢性高山病等。

20 世纪 60 年代北京协和医院内科曾经收治一例患者，由于不明原因长期发热，经多方面的检查均未能确诊。有一日，曾经多次给毛主席看病的内科主任张孝骞教授查房，发现患者有杵状指，他考虑患者可能是亚急性细菌性心内膜炎，经相关检查，不出所料，患者确实患有亚急性细菌性心内膜炎，通过血培养及药敏试验，采用敏感的抗生素治疗而旋即痊愈。上面这些病例，说明小小指头的变化，也能牵出它的"大后台"，这就是人们常说的见微知著。我们天天讲什么"了如指掌"，但是往往就忽略了手指脚趾的变化。引致杵状指的主要疾病如下。

（1）支气管扩张症：这类患者的表现有慢性咳嗽、咳痰、咯血和反复肺部感染等，临床上把以咳痰为主的称为"湿性支气管扩张症"，每日痰量可在 500 毫升以上，典型的痰液放置后可见到三层即上层为泡沫，中间为黏液，下层为脓性坏死物。以咯血为主者临床上称为"干性支气管扩张症"，胸部 X 线片及胸部 CT 检查可明确诊断，治疗以外科手术为主。

（2）肺脓肿：是多种病原菌感染引起的肺组织化脓性炎症导致组织坏死、破坏、液化而形成脓肿。患者大多有发热、咳脓痰史。胸部 X 线片发现空洞形成，实验室检查血白细胞明显增高。大多患者只需内科治疗，只有少数患者需要外科手术切除病肺。

（3）老年慢性支气管炎（简称老慢支）和肺气肿：这两种病都是慢性阻塞性肺疾病，常表现为慢性咳嗽、咳痰、喘息，肺部呼吸音异常，肺功能检查及胸部影像学有助于诊断，发病时以对症治疗为主。

（4）肺职业性疾病：如矽肺、石棉肺，患者都有从事10～15年的粉尘、石棉作业史，自觉症状有咳嗽、胸闷、气短和胸痛等，胸部X线片及胸部CT和肺功能检测可明确诊断。

（5）心血管疾病：如先天性发绀型心脏病（法洛三联症、四联症）大多自幼出现进行性发绀，活动后气急、胸闷、胸痛。医生可听到明显的心脏杂音，心电图、超声心动图、心脏造影等可明确诊断。治疗以外科矫治手术为主要手段。

（6）亚急性细菌性心内膜炎：患者原有慢性心瓣膜病或先天性心脏病史，发病前有上呼吸道感染、分娩、拔牙、扁桃体摘除、皮肤的外伤感染、器械检查或心脏手术史等诱因。病程慢，有不明原因的发热、消瘦、贫血，以及心脏扩大、心脏杂音、皮肤黏膜出血等。治疗以内科用药或外科手术治疗。

综览如上所述，可编一顺口溜：指头增粗似鼓槌，肢端缺氧是"罪魁"；"支扩""先心"肺气肿，恶瘤肺腑埋"地雷"。

双手变色

"变色指"苍白→紫→潮红
　　——雷诺综合征，病因待厘清

一个初冬的下午，一位少女来到医院皮肤科就诊，她告诉医生说，自己的一双手会变色，一会儿苍白，一会儿青紫，一会儿潮红，近来还出现麻木、僵硬的感觉，不能用冷水洗手、洗衣服，生活上很不方便。医生检查了她的外周动脉搏动情况以及皮色、皮温后，告诉她患的是雷诺综合征。她一听觉得这病从来没有听说过，她对医生说，这种病的病名怪怪的，究竟是什么病呢？医生便把雷诺综合征的相关知识向她进行了讲解。医生先吟了一则口诀："苍白发绀变潮红，手指也学'孙悟空'；动脉痉挛血流'变'，遇冷受激脉不通。"然后接着说……

雷诺（Raynaud）综合征是指（趾）肢端动脉阵发性痉挛。常在寒冷刺激或情绪激动等因素影响下发病，表现为肢端皮肤颜色间歇性苍白、发绀和潮红的改变，即从正常的红润→苍白→发绀→潮红的改变。一般以上肢肢端较重，偶见于下肢肢端。雷诺综合征在临床上并不少见，多见于女性，男、女发病比例约为1:10，发病年龄多在20~30岁之间，绝少超过40岁，大多数见于寒冷的地区，好发寒冷季节。

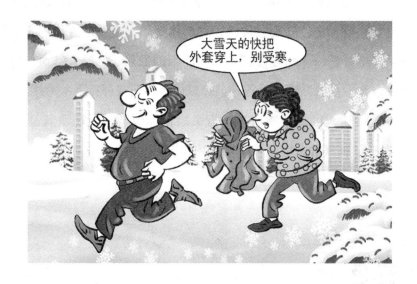

雷诺综合征的病因目前仍不完全明确。寒冷刺激、情绪激动或精神紧张是主要的激发因素。其他诱因如感染、疲劳等。由于病情常在月经期加重，在妊娠期减轻，因此，有人认为本症可能与性腺功能有关。近代免疫学研究认为它与血清免疫方面的缺陷有关，故常与某些结缔组织病伴发。所谓结缔组织病，包括系统性红斑狼疮、硬皮病、结节性多动脉炎、皮肌炎、类风湿性关节炎等。

患者常在受冷或情绪激动后，手指皮色突然变为苍白，继而发紫。发作常从指尖开始，以后扩展至整个手指，甚至掌部。伴有局部发凉、麻木、针刺感和感觉减退。持续数分钟后逐渐转为潮红、皮肤转暖，最后皮肤颜色恢复正常。热饮或喝酒，暖和肢体后，常可缓解发作。当解除寒冷刺激后，皮色由苍白、青紫、潮红阶段转而恢复正常，经过的时间大致为 15 ~ 30 分钟。少数患者开始即出现青紫而无苍白阶段，或苍白后即转为潮红，并无青紫。发作时桡动脉搏动不减弱，发作间歇期除手指皮温稍冷和皮色略苍白外，无其他症状。

患者发病一般见于手指，也可见于足趾，偶可累及耳朵和鼻子。症状发作呈对称性，此为雷诺综合征的另一重要特征。两侧小指和无名指常最先受累，继而延及食指和中指，拇指则因血供较丰富很少累及。两侧手指皮肤颜色改变的程度、范围也是相同的。少数患者最初发作为单侧，以后转为双侧。

这种病的病程一般进展缓慢，少数患者进展较快，发作频繁、症状严重、伴有指（趾）肿胀，每次发作持续 1 小时以上，环境温度稍降低、情绪略激动就可诱发。严重的即使在温暖季节症状也不消失，指（趾）端出现营养性改变，如指甲畸形脆裂、皮肤光薄、皱纹消失、指尖溃疡偶或坏疽，但桡动脉始终未见减弱。

雷诺综合征治疗的最重要方面当是针对原发病治疗。本病的对症治疗分为药物疗法、生物反馈和手术治疗，依据患者具体情况加以选用。临床上常采用的药物有妥拉苏林、利血平、硝苯吡啶、甲基多巴等。近来，一些专家报道前列腺素和康力龙（司坦唑醇）治疗雷诺综合征也获得良好疗效。

绝大多数（80% ~ 90%）雷诺综合征患者，经内科治疗后可使症状缓解或停止进展，仅少数患者经足够剂量和疗程的药物治疗无效或病情恶化；症状严重影响工作和生活或指端皮肤存在营养性改变者，可考虑施行交感神经节切除。

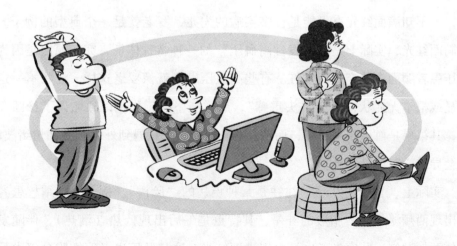

面部症状

满面红光

罗教授惨遭"红颜计"
——满面泛红光，未必真健康

在 W 大学任教的罗教授去年退休，但他身体硬朗，自我感觉良好，特别是他的面色红润，人见人夸，都赞美他的气色好，活到九十岁以上绝无问题。今年春节，他应邀参加朋友的寿宴，酒席上多喝了几杯。半夜，鼾声如雷。老伴开灯一看，只见他面色潮红、大汗淋漓、口角歪斜、不省人事。急送医院，诊断为"原发性高血压、脑溢血"。经全力抢救，虽保住了性命，却留下了半身不遂的后遗症。

学校里的领导、同事和学生来看望罗教授，大家都不相信罗老患有高血压。觉得他的高血压为何突然发作，而且一发就那么凶险，令人难于理解。医生向他们作了一番解释，终于使他们有了新的认识：满面红光，未必健康。

在日常生活中，"满面红光"通常被人们认为是"气色好，身体棒"的标志，殊不知满面红光有可能是许多疾病的先兆，罗老就是一个典型的例子。他的满面红光，实际上是"原发性高血压"的一种特殊体征，究其原因是因为高血压患者颜面皮肤充血而发红。有些高血压患者就像罗老这样，症状不一定很明显或根本无症状，只有"头重感"，照样能坚持工作，以致贻误了诊断和治疗，其结果是血压越来越高，而殃及心脑血管，一旦遇到外界刺激和情绪波动，就会导致心脑血管意外。

实际上，有些"红颜"往往是某种疾病的"脸谱"。例如，肺结核患者常会出现两颊淡如抹胭脂般的红晕，其特点是午后出现低热（潮热），伴随发热而使两颊潮红；肝癌患者也可出现满面红光，这与肝癌患者癌细胞分泌大量促红细胞生成素、引起红细胞增多有关；好发于阑尾、症状酷似阑尾炎的类癌患者，因癌细胞具有内分泌功能，可分泌5-羟色胺等血管活性物质，当血液中这种物质浓度增高时，致使面部毛细血管扩张而出现面部潮红；二尖瓣狭窄的患者常有所谓的"二尖瓣面容"即表现为双颧绀红、面色灰暗、口唇轻度发绀，它是由于低心排血量，有肺淤血而导致面颊紫红及口唇发绀。又如流行性出血热患者，可出现醉酒样面容；真红细胞增多症患者面部呈砖红色；还有，有些妇女在绝经后一段时间内，因卵巢内分泌功能减退，也会出现阵发性面部潮热、出汗等一系列自主神经功能紊乱的症候群。由此可见，"满面红光"常常是身体健康的"枪手"，往往以"红颜"来"粉饰太平"，容易让人对疾病丧失警惕。在此提醒诸君，不要被"满面红光"忽悠了。特编顺口溜告诫大家：满面红润泛油光，人人都夸寿而康；岂料"红颜"饰太平，险疾暗中度陈仓。

除了疾病可引起面部发红外，一些食物或药物也可引起面红。譬如食用金枪鱼、鲐鱼等鲭科类鱼，就可能发生组胺中毒，而出现面部或全身潮红；使用某些药物后，患者也可能出现面色通红，例如在抢救有机磷中毒患者时，患者由于应用了大剂量阿托品后，就会出现面色通红（医学上称之为"阿托品化"）；扩张血管药烟酸和治疗心绞痛的药物亚硝酸异戊酯均具有扩张血管的作用，患者使用后也会出现面部潮红。

病态"脸谱"

秀丽女变脸显"病相"
——人不可貌相，病却可貌相

俗话说：人不可貌相，海水不可斗量。所谓"人不可貌相"，意思是不能只根据相貌、外表判断一个人。有的人以貌取人，往往就会"看错人"。我国著名作家莫言荣获2012年诺贝尔文学奖，一时莫言成为新闻和舆论的焦点。一位副教授竟在微博上说："从没读过莫言的作品，看他长得一张村支书的脸，就知道这人绝不可能写出好作品。"此君不但以貌取人，而且言论也颇为荒唐。然而，有些疾病却有特殊的"脸谱"和外表，医生可"按图索'疾'"得出诊断，且不会"看错病"。

去年夏天，邻居的女儿小芳考上大学，这孩子长得眉清目秀，而且性格温柔，举止斯文。春节她回家过年，我发现她目光炯炯，眼球略显突出，而且走路也变得急急匆匆。我考虑她患了甲状腺功能亢进症。某日，她到我家串门，我问她近来是否爱出汗？答：然！又问她饭量是否也大了。答：您咋知道我饭量加大了？的确如此。我便告诉她的父母，小芳可能患了"甲亢"，最好到医院去查个究竟。小芳父母问我为何怀疑孩子患了"甲亢"？我打趣地对他们说：我会相面，能够"以貌诊病"。他们将信将疑，遂陪小芳去医院就诊。经过相关检查，小芳确诊为"甲亢"。医生给她开了他巴唑（甲疏咪唑）口服，经治疗后症状逐渐减轻。

不少疾病都具有特殊的"脸谱"，这种"脸谱"往往比患病前显得丑陋。例如系统性红斑狼疮患者患病前可能面色白净，患病后则会在鼻梁两侧出现蝴蝶形红斑而怕"照镜'亮相'"；患肢端肥大症的患者，小时长相可能惹人喜爱，可到了成年却变"丑"而"对不起观众"——脸部增长，眉弓、两颧及下颌隆凸，耳鼻增大，牙齿粗疏，唇舌肥大，手足也变得厚大。但也有极少数疾病会使人变"美"，如林黛玉患了肺结核，由于两颊"潮红"而出现"病态美"。

临床医生常常很注意观察患者的面容，根据某些疾病的"脸谱"做出初步诊断，并可从头、面、眉、发及五官发出的"信息"，顺藤摸瓜地进行针对性的检查，从而得出正确的诊断。作为患者或其家人，了解某些疾病的特殊"脸谱"，往往能够及时去医院就诊，从而避免耽误病情。

常见疾病的"脸谱"

（1）贫血面容：面容枯槁，皮肤及黏膜苍白无血色，是多种疾病所致贫血的面部表现。据报道，缺铁性贫血患者可出现蓝色巩膜，发生率高达97.6%，是缺铁性贫血的重要体征。

（2）甲亢面容：甲状腺功能亢进症是因甲状腺分泌过多的甲状腺素引起的一种疾病，多表现为面部消瘦，双眼睑缩短，黑眼珠上方露白，眼球突出，上眼睑挛缩，两眼看近物向内侧聚合不良，很少眨眼，炯炯有神，且带有惊愕的表情。

（3）黏液性水肿面容：为甲状腺分泌激素过少所致，患者面色苍白或蜡黄，颜面水肿，眼睑松弛，头发稀疏，眉毛减少，表情迟钝而冷淡，少言寡语。

（4）二尖瓣面容：二尖瓣在左心房和左心室之间，有些风湿性心脏病患者可引起二尖瓣狭窄。由于二尖瓣狭窄引起肺部淤血，患者面颊部小血管通过迷走神经反射性扩张，于是出现面颊紫红、口唇发绀。这种面部表现被称为"二尖瓣面容"。

（5）满月面容：乃库欣综合征的特殊面容，因肾上腺皮质功能亢进症或由于服用过量的糖皮质激素所致。患者脸面红润胖圆，犹如满月，常有痤疮，毛发增多（女性有胡须），同时脱发，而颈背肥厚（又称"牛背"）。

（6）克汀病面容：乃地方性克汀病（亦称呆小症）的特殊面容，因孕妇缺碘致胎儿生长发育障碍，病儿发育差，面容愚笨，反应迟钝，头大，鼻梁下陷，两眉间短宽，舌厚而大，常外伸，流涎。

（7）苦笑面容：为破伤风的特殊面容，患者外伤数日后即出现头向后伸，四肢抽搐，牙关紧闭，面肌痉挛，状如苦笑，故称苦笑面容。

（8）面具面容：为震颤麻痹（又称帕金森病）患者由于肌张力增强而构成的特有面容，由于表情肌活动受抑制，面容呆板，不眨眼，双目凝视，无表情，如面具状，形成所谓"面具脸"。本病由于兼有肢体震颤，全身强硬，头部前倾和慌张步态等，故俗称为"抖抖病"，世界拳王阿里就患帕金森病，他的面部肌肉僵硬，无表情，呈面具面容，大家也许还记得他在 1996 年为亚特兰大奥运会点燃圣火时的面容、表情和动作。

（9）伤寒面容：乃伤寒病患者毒血症的临床表现之一。观察患者面部，其表情淡漠，反应迟钝，对周围呈无欲状。见于伤寒病极期，是伤寒杆菌内毒素作用于神经系统所致。

（10）肺结核面容：表现为面色苍白，颊红如胭脂，消瘦。此面容多见于肺结核活动期，往往与午后"潮热"（每到下午即有发热）同时出现。

（11）面瘫面容：面瘫最易通过自己照镜子或由别人发现，其中最明显的便是口角歪向一边。但是，出现面瘫有两种可能，一种是病情严重、可危及生命的脑卒中（中风）；另一种是病情不重、不会危及生命的周围性面神经麻痹，两种面瘫仔细观察则有不同之处——中风患者的中枢性面瘫，只累及病变对侧的下半部面肌，而不影响上部面肌，故只有鼻唇沟变浅，露齿时口角下垂，不能吹口哨等，但可以皱额、蹙眉、闭眼；而面神经炎引起的周围性面瘫，则是累及同侧的所有面肌，患者除出现口角歪斜、鼻唇沟变浅等下半部面肌瘫痪的表现外，还有同侧额纹变浅，不能皱额、蹙眉、闭眼等上部面肌瘫痪的体征。

（12）病危病容：病危病容又称"垂危面容"或"希波克拉底面容"，乃世界医学之父希波克拉底首先发现垂危患者会呈现这种面容。其表现为面色苍白或呈铅灰色，目光暗淡，眼周塌陷，鼻骨峭耸，表情忧虑，额部有冷汗。常见于大出血、严重休克、脱水及急性腹膜炎等病患者。

（13）醉酒样面容：又称"三红"体征，是流行性出血热发热期的主要体征之一，乃由于流行性出血热病毒的毒素和抗原抗体复合物作用于血管壁所引起的毛细血管中毒现象。观察患者面部、颈部和上胸部，可见显著潮红充血，颇似醉酒样面貌。此种面容对流行性出血热的诊断有重要价值。

（14）马方面容：此乃马方综合征（马凡综合征）的特征性面部表现。多数患者仅表现为面颊瘦长，如美国排球女将海曼、美国总统林肯、我国唐代诗人李贺的脸都是狭长的。比较严重和典型的马方面容乃患者面部畸形，面狭长，两眼斜视，两睑及眼球震颤，两眼晶状体呈对称性向上方脱位等面部特征和身材高、四肢长、心血管损害等表现。马方综合征最特征性体征为"蜘蛛状指"，10个手指纤细修长如蜘蛛爪样，其最危险的病变为主动脉瘤，往往因主动脉瘤破裂而猝死。

从以上14种"脸谱"的描绘，说明察"颜"可以断"病"，许多疾病有其特殊面容，有时我们自己通过照镜子也能发现某种疾病。以上述14种"脸谱"中，举苦笑状的破伤风和面如十五的月亮（满月）的库欣综合征，就可编唱道：照镜辨症不"虚玄"，病患能使人"变脸"；苦笑乃系破伤风，库欣面容"月儿圆"。

蝴蝶斑

"红蝴蝶"警报"狼来了"
——蝴蝶停"窗口"，肾脏将受苦

人们说眼睛是心灵的窗户，所以，提起面部的"蝴蝶斑"就会想起乔羽写的一首歌《思念》：你从哪里来，我的朋友，你好像一只蝴蝶飞进我的窗口，不知能作几日停留……

对于窗口前的蝴蝶，我们都希望它久久停留，可是，长在我们窗前的蝴蝶斑，我们希望它一刻也不停留。因为蝴蝶是朋友，蝴蝶斑却是不速之客。面部的蝴蝶斑有两种，一种是黄褐斑，另一种是红斑性狼疮的红色蝴蝶斑。

黄褐斑亦称肝斑、蝴蝶斑，是一种常见的发生在颜面部的局限性淡褐色到深褐色的色素沉着性皮肤病，多见于中青年妇女。一般认为与内分泌激素代谢异常有关。月经不调、闭经、慢性盆腔炎、肝硬化、慢性酒精中毒、结核病、老年慢性支气管炎、慢性肾上腺皮质功能不全及肿瘤等患者也伴有本症。妊娠期黄褐斑可于产后数月内消退，下次妊娠又可再发。此外，也与药物、化妆品、日光、营养和皮损区的微生态失调有关。皮肤损伤常在春夏季加重，冬秋季减轻。另外，各种理化因素的刺激，如冷冻、激光、磨削、化学剥脱、烫伤等表皮损害后也可留下色素沉着。

黄褐斑的特点：① 发于面部的颧骨、额及口周围，多对称呈蝴蝶状，故又名"蝴蝶斑"。② 初色如尘垢，日久加深，变为浅灰褐色或深褐色，枯暗不泽。③ 大小不定，斑点边缘清晰，表面光滑，无炎症反应，无痛痒。④ 经常使用口服避孕药及妊娠女性，面部会出现"妊娠斑"，也属于黄褐斑的一种。⑤ 女性有黄褐斑者多伴有月经紊乱、经前乳胀或慢性病症。⑥ 男性黄褐斑患者多伴有阳痿、早泄、胃肠功能紊乱等。⑦ 经常日晒形成的日晒斑也是黄褐斑的一种。

系统性红斑狼疮（SLE）是一种累及多系统、多器官的自身免疫性疾病。SLE 患者的皮肤损害，极富鲜明的特征性。有报告说，约 80%～85% 的患者有皮疹，其中具有典型皮疹的占 43%，也有报告说有 60%～72% 患者有典型皮疹。皮肤损害呈多形性，以水肿红斑最常见，绿豆至黄豆大融合成片，发生在两侧面颊部，高出皮面，色泽鲜红，有的有毛细血管扩张，边界或清楚或不清楚，鼻梁上也会出现同样的红斑，可以遍布整个鼻子，与鼻梁两侧的面颊部红斑相连，恰似一只红蝴蝶在脸上，这就是所说的红斑狼疮的蝴蝶斑，正是根据这种特征性红斑，世界性红斑狼疮研讨会往往把蝴蝶作为大会的会标。

蝶形红斑的消退和加重，往往标志着红斑狼疮病情的缓解或活动，因此医生和患者都应密切注意红斑的变化。病情活动时要积极治疗，当病情控制后，皮疹会自行消退，留有色素沉着，但随病情缓解和时间的推移色素会逐渐消失，面部逐渐恢复正常。对于尚未确诊为红斑狼疮的患者，如果脸上出现蝴蝶斑，要高度怀疑本病并及时进行其他有关化验和检查，确诊后立即积极治疗，以免酿成后患。

SLE 的蝴蝶状的皮疹为什么称为红斑狼疮呢？大家知道，狼与狼打架的时候，常常用锋利的牙齿撕咬对方的面部，把对方的面部咬得血淋淋后，形成了大片的红色瘢痕。医学家发现，患红斑狼疮的患者面部的皮疹与狼打架时咬伤的面部瘢痕相似，就形象地把这个病称之为红斑狼疮，而且这个名称一直沿用至今。世人看到"狼"字，就产生了一种恐惧感，认为这种病的发病与狼有关，其实一点关系也没有，只不过是借用"狼疮"来形象地描述皮疹罢了。就像丝虫病患者的两腿肿胀，称"象皮腿"，一些人胸廓发育不良，称为"鸡胸"，罗锅称为"驼背"一样，其实这些名称与象、鸡、骆驼一点关系都没有。

由于 SLE 是一种累及多系统、多器官的自身免疫性疾病，因此，其主要临床表现除皮疹外，尚有肾、肝、心等器官损害，且常伴有发热、关节酸痛等全身症状。SLE 以青年女性为多见，发病年龄在 10～39 岁者占 73.3%，男女之比为 1:（7～9），我国患病率高于西方国家，且在美国等地华裔人群中患病率亦高，这可能与机体遗传因素有关。

SLE 过去曾认为是"不治之症"，近年来由于诊断技术和治疗方法的不断进步，加上中西医结合治疗广泛应用于临床，使预后大为改观，不少报告 5 年及 10 年生存率，分别可达到 94% 及 82%～90%，但本病还是属于难治性疾病之一。SLE 的主要死因是感染，其次是肾功能衰竭（肾衰）。感染的发生往往是在疾病反复发作时没有正确的使用激素和免疫抑制剂，导致病毒、细菌、霉菌等感染。在疾病的晚期由于治疗上种种矛盾，常因多器官衰竭而死亡。肾衰、尿毒症的发生是 SLE 的严重并发症，是 SLE 死亡第二个原因。但现代科学的发展，可以进行肾移植，挽救患者的生命。

综上所述，黄褐斑和狼疮性红斑都可呈蝴蝶状。两种"蝴蝶斑"都钟情于女性，红斑狼疮是比较严重的疾病，往往最后因为感染或肾功能衰竭而死亡。目前，对系统性红斑狼疮的治疗有很大的进步，但是需要早期发现、早期治疗，因此，要警惕"窗口的蝴蝶"。请记住一则口诀："窗口蝴蝶"久停留，黄褐斑块令人愁；更怕面颊似狼疮，病患侵袭肾小球。

战"痘"失策

战"痘"员误闯"百慕大"
——面部有"禁区"，痘痘不能挤

据报载：一位 15 岁的女生因为用手挤压脸上的青春痘，结果造成颅内感染和败血症，生命垂危……

人们不禁会问："小痘痘为何会招来大麻烦？"让我来告诉大家：这位女生显然是妄动了面部的"百慕大三角区"而惹的祸。所谓"百慕大三角区"，是在美国与古巴相连的东海岸，有一个以百慕大群岛命名并闻名世界的三角形海域。自从1945年底以来，不少飞机与船只，莫名其妙地在这里失踪，甚至残骸杳无，以至人们谈及彼处就毛骨悚然，并称其为"魔鬼三角区"。然而，鲜为人知的是人的面部也有一个"百慕大三角区"，这个三角区也是"是非之地"，不能随便触动。在这个三角区长的疮疖，就像布下的地雷，如果随意挤压，就会使地雷引爆，会使人受害甚至致命。这个容易出事的"三角区"，医学上称它为"危险三角区"。笔者所在的医院，也曾经收治过数例因为用手指挤压鼻部的疖肿而引起脑膜炎或脑脓肿的案例。

人体面部的危险三角区在哪里呢？它是以鼻梁骨的根部为顶点，两侧口角的连线为底边的一个等腰三角形区域，它包括了上唇、鼻子以及鼻翼两侧的主要面前器官。

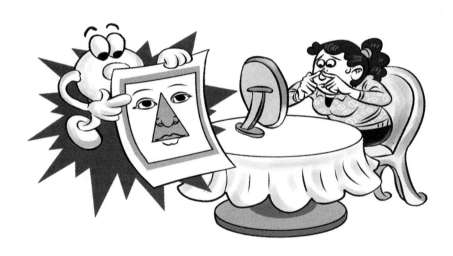

危险三角区之所以危险，首先是因为这个区域的血液供应特别丰富，纵横交错的血管在面部肌肉中穿梭。面部的静脉血主要通过面前静脉、面后静脉、上颌静脉、眼静脉注入颈内静脉流回心脏。这些静脉在面部互有分支形成致密的血管网，相互沟通。面部的静脉（眼静脉和上颌静脉的翼静脉丛）又直接和颅内毛细血管网组成的网状结构——海绵窦相通，这就可以"通天"。而且面部静脉与身体其他部位的静脉不同，它缺少一种防止血液倒流的装置——静脉瓣，于是血液既可向心回流，也可离心逆流入颅脑，这样一来，三角区内一旦发生感染就很容易导致炎症在整个面部扩散，造成感染"全'面'开花"；若带菌的血液逆流注入颅内，就会引起颅内感染，病菌打入人体"司令部"，往往可致人于死地。有人说"面无善疮"，就是因为面部有这个"危险三角区"的缘故。

危险三角区长了疮疖，便是在该处摆下了"地雷阵"。在这个阵地上的"地雷"，常见者有面、唇、鼻部的疖肿、痤疮（青春痘）和须疮等。疖肿是三角区内的"常客"，引起疖肿的病原菌，常见为金黄色葡萄球菌和白色葡萄球菌。病变往往以一个毛囊为中心，逐渐波及到所属的皮脂腺和皮下组织。起初，局部出现红、肿、热、痛的圆形、质硬的小结节，以后结节逐渐肿大，疼痛加重，数日后中央出现黄白色小脓栓。小脓栓在疖肿的顶部自行溃破、脱落，排出脓液，炎症逐渐消退而愈合。有的患者求愈心切而采取危险动作——挤脓；那就是在疖肿内的脓液仅初步形成之际（俗话说"疖子还没有长熟"），就对疖肿用力挤压，企图将疖肿脓液、脓栓（俗称脓头）挤出来。这样做，就很可能使细菌沿面部的内眦静脉、眼静脉和翼静脉丛逆流进入颅内的海绵状静脉窦，引起颅内的化脓性海绵状静脉窦炎、脑脓肿，或传入脑膜静脉，引起脑膜炎。患者可出现延及眼部及周围组织的进行性红肿和硬结，甚至出现头痛、颈项强直、寒战高热等脑膜炎症状。

青春痘多发于青春期（好发于 10～19 岁的男女青少年），医学上称为痤疮，俗称粉刺或暗疮。这是一种慢性毛囊皮脂腺的炎症性疾病，它也可成为三角区的"不速之客"，其病因比较复杂，主要与雄激素、皮脂分泌增多、毛囊皮脂腺管的过度角化、腺管内痤疮及炎症等有关。由于面部的青春痘有碍"面子"，一些年轻人非常烦恼，做梦都想尽快消灭它，于是，便采取挤掉它的办法进行"战痘"。其实，挤压痤疮是不能解决问题的，往往"一波未平，又起一波"，而且用手挤压，由于手指不洁而引起化脓性感染，进而将化脓性细菌挤入颅内，遂引起海绵状静脉窦炎、脑脓肿、脑膜炎和败血症，使病情陷入危境，前面介绍的 15 岁女生就属于这种情况。此外，三角区还会发生鼻疖和须疮（男性胡须部的化脓性毛囊炎）等。在此，特别编一口诀提醒青少年："危险三角"长痘痘，急于"消灭"易失误；随意挤压太危险，病菌炮打"司令部"！

那么，"面疮"（痤疮、须疮、面疖和鼻疖等）应该如何对付呢？下面提出三个字：一曰"禁"；二曰"戒"；三曰"除"。

应对面疮"三字经"

"禁"：禁止挤压面部三角区的疮疖，挤压疮疖是危险动作，等于"太岁头上动土"，"老虎嘴里拔牙"，会招灾引祸的。

"戒"：戒除不良的生活习惯，比如挖鼻孔、拔鼻毛、拔胡子、不爱洗脸等，这些"小动作"都可引起毛囊炎、皮脂腺炎或鼻部疖肿。"不拘小节"就会酿成"大疖"。

"除"：扫除"地雷"。三角区的"地雷"，以"痘"和"疖"常见，这里着重谈谈对付它们的办法。

"战痘"的"战略战术"

由于痤疮的病因比较复杂，因此，进行"战痘"时应掌握战略上不能"急于求成"，战术上要"综合治理"。首先，要保持面部清洁，出现痤疮要勤洗脸，每天洗脸至少2~3次，宜用温水，选择偏中性或酸性的洗面乳，去除多余的皮脂，以利于毛囊孔的排泄通畅和炎症消退。其次，是调整饮食，以清淡饮食为主，少油腻、少辛辣，避免吃过甜的食物，多吃水果蔬菜，保持大便通畅。再就是根据病情在医生指导下使用抗菌药物和激素。

面部疖肿的治疗原则

由于面部疖肿极易"通天"入脑，危险性很大，必须在医院治疗，严重者还需住院。患者应多休息、少说话，最好吃稀饭以避免用力咀嚼牵动面部肌肉而促使疖肿的扩散。局部热敷、止痛，可用红药膏或20%鱼石脂软膏局部涂搽，若病情需要，应在医生指导下用抗菌药物以控制炎症的发展。疖肿已化脓，挑开"脓头"或切开排脓，都应由医护人员施行。

眼、耳、鼻、咽喉部症状

视力骤降

眼模糊源于垂体瘤
——视物骤如雾，脑瘤压视"路"

读高三的小曼，近年来自己觉得视力减退而影响到学习和生活，不但黑板上的字看不大清楚，而且有时走路时会撞到路边的树木。妈妈和她都认为是患了近视，到眼镜店去配了近视眼镜。然而，戴不多久，又看不清东西了，连续换了三副眼镜，越配度数越高，只得到医院眼科去看病。医生检查她的视力只有0.3，认为她在不长时间里视力急促下降可能不是眼睛的问题，遂请神经科的医生会诊，会诊意见怀疑是脑瘤。不出所料，经过颅脑 CT 扫描诊断为脑垂体瘤。医生告诉她的妈妈说："小曼的视力在短期内骤然下降，进展很快，而且走路会撞到路旁边的树木，说明她除了视力急剧下降外还有视野缺损，这是脑瘤压迫了视觉的传导线路——视神经造成的。"于是收入神经外科，经过垂体瘤切除术，然而术后仅有部分视力恢复。

目前，中小学生近视眼的发病率逐年上升，已经成为引人注目的问题，于是，当孩子视力下降时，许多家长往往仅仅认为是由于近视所致，而忽略了脑部肿瘤也可引起视力骤降的问题。

脑瘤患者除会出现进行性视力下降外，常伴有头晕、头痛，但常被误认为眼疲劳。一旦疏忽误治，待到失明后才去就医，虽然可以手术摘除脑瘤，但视力恢复的可能性则已微乎其微了。脑子生瘤为何会出现视力下降呢？这得从眼睛为什么能看东西说起。

人的眼球就像一架十分精密的照相机，外界光线在眼球后部视网膜（类似感光胶片）上成的像，通过视神经传到大脑，便产生视觉。所以在整个视觉过程中，眼睛和大脑所起的作用缺一不可，任何一部分出了问题，人就看不见东西了。

　　管辖视觉传导的视神经，在脑内走行过程中，部分神经纤维左右交叉，其周围区域是脑垂体瘤和颅咽管瘤的好发部位。由于肿瘤早期症状不明显，一旦瘤体逐渐增大，压迫视神经交叉便可引起视神经萎缩，导致视力骤降甚至失明。因此，凡是遇到视力骤降，特别是短期进行性加重者，就不能一味去"矫正近视"，而耽误了脑瘤的诊治。有警戒诗曰：视力骤降可不轻，配镜依然看不清；原来颅内有"路霸"，脑瘤压迫视神经。

　　脑瘤除引起进行性视力下降外，还往往伴有视野缺损，患者为洞察物像的全貌，常常需歪着头斜视，头痛是其主征之一，若肿瘤位于视神经的交叉部位，则疼痛多发于双颞、前额、眶后、鼻根部，呈胀痛感；如头痛剧烈，并伴有恶心、呕吐，这就提示肿瘤已进入颅内压增高的晚期阶段。

　　总之，凡有视力下降，而视力下降又是进行性加重者，如果再伴有上述表现时，就应引起高度重视，力争做到早期确诊与及时手术，争取视力部分恢复的可能。

眼前飞蚊

飞蚊症"善""恶"要分清
——"蚊子"眼前飞，别忘查眼底

　　有位年近六旬的老师到眼科就诊，他向医生诉说，打从 3 个月前，他在眼前就出现"不明飞行物"（"UFO"）在游荡，好像老是有蚊子在飞，但又总也抓不到、打不着。接诊医生告诉他，这种现象称为"飞蚊症"，是中老年人常会出现的一种症状，多系眼球的玻璃体正常生理性老化所致。玻璃体是蛋清样透明胶样体，人在年轻时，玻璃体保持均匀的凝胶状，但到了 40 岁以后，凝胶状玻璃体逐渐形成水样，出现液化空间，随着眼球的转动而摇晃，使视网膜受到牵拉而形成眼前的黑影。

飞蚊症的表现是：眼前会出现黑点，并且会随着眼球的转动而飞来飞去，好像飞蚊一般，其形状有圆形、椭圆形、点状、线状等。常见的情况是，当患者在看蓝色天空、白色墙壁等较为明亮的背景时，就更容易发现它的存在。

飞蚊症有"善""恶"之分，大多数的飞蚊症是"善"者（良性的），或称"生理性飞蚊症"，只有少数会对眼球发生严重威胁的"恶"者，称"病理性飞蚊症"。专家认为，大约有80%的飞蚊症因玻璃体纤维的液化形成的，也即是良性的"生理性飞蚊症"，其特点是：两眼都有飞蚊现象，无法确定是哪一只眼睛有飞蚊，经过一段时间，这些现象并没有加重或产生变化，飞蚊位置也固定，这就是良性的。病理性飞蚊症，其飞蚊现象常突然发生，而且限于一眼，"蚊子"飞舞的方向又不定，黑影遮住视野，视力变差、视野缺损等。这"蚊子"却是"来者不善"，应对其提高警惕。占绝大多数的良性飞蚊症不是严重的眼疾，目前尚无特效药物可以除去这些"飞蚊"。实际上，有些黑斑会慢慢地沉到玻璃体的底部，脱离了视线范围，人们就不复看到"飞蚊"，蚊子也就不辞而别了。

占少数的病理性飞蚊症则可对眼球产生严重威胁，通常是由严重眼疾所引起，它是由于玻璃体附近的视网膜、视神经、睫状体等构造发生病变而导致玻璃体变化。

三种危险信号要注意

（1）有异常闪光。

（2）短时间内飞蚊不断增加。

（3）视线有被遮挡的感觉。

病理性飞蚊症可以提示如：视网膜裂孔和视网膜脱离、玻璃体出血、葡萄膜炎等疾病。

由于中老年人所患的大多数都是生理性飞蚊症，所以，当眼前出现"UFO"时不必过于紧张，只要到眼科去做检查，若排除了病理性飞蚊症，就不需做任何治疗。对于少数由严重眼病引起的飞蚊症，那就不可小觑。若发现眼前有飞蚊群舞，经专科检查后，发现是严重的眼疾所引起，那就要针对该眼疾进行治疗。

生理性飞蚊症因老化所致，可渐渐适应，就会对这些蚊子"视而不见"。有些患者过一段时间后，眼前的"UFO"则可能会自然消失，但最好每半年至医师处定期检查。倘若黑点部分突然增加，或形态明显改变，除了斑点还看到火花或闪光，甚至伴随散光者，可能是产生视网膜裂孔或剥离，必须尽快去医院诊治。总而言之，飞蚊症多数是良性的生理性飞蚊症，无须进行治疗，常常可自行消失。但是如果"蚊子'乱'飞"就要去检查眼底，看看是否为病理性飞蚊症。因此，要记住口诀："几只'蚊子'眼前飞，'蚊子'来自玻璃体；飞蚊通常无大碍，密集障目要就医。"

眼睑下垂

"眼难睁"往往有顽疾
——睑垂难睁开，病因在眼外

眼睑下垂是许多疾病的早期症状，若对此症状掉以轻心，任其发展，不仅影响人面部的美观，有的病还会使人致残，甚至死亡。因此，对能引起眼睑下垂的几种常见病有所认识很有必要，这里举两个病例。

某男，69 岁，因脑膜瘤术后 19 年，左侧眼睑下垂并视物成双 7 天入院。19 年前患者因患左侧脑膜瘤而实施手术治疗，治疗后患者无不适。3 年前常感口渴，无多食、多尿表现，未予重视。除 1 年前复查头颅 CT 未发现颅内转移病灶外，未做过其他体检。7 天前患者突发左侧眼睑下垂，勉强睁眼后视物成双。未诊治而入住医院。患者既往有高血压病史 5 年，服硝苯地平治疗，无烟酒嗜好，平素无明显多食、多尿症状。从未检查过血糖。入院后初步推断：① 左侧交通动脉瘤？② 脑干占位病变？③ 糖尿病并发脑神经损害？入院后急诊头颅 CT 检查除术后软化灶外，余无异常，胸腺 CT 无异常，头颅 MRI（磁共振）排除脑干占位性病变，做脑血管造影进一步排除了交通动脉瘤。血甘油三酯及胆固醇均增高。空腹血糖、餐后血糖及糖化血红蛋白均增高，最后确诊：糖尿病性神经病（动眼神经损害）。给予降糖治疗的同时给予营养神经药物弥可保（维生素 B_{12}）静脉滴注，每日 1 次；另给予氟伐他汀钠胶囊（来适可）降脂，阿司匹林肠溶片（拜阿司匹林）抗血小板聚集。舒血宁（银杏叶提取物）、维脑健等药物改善微循环，活血通络。治疗 40 天后出院，出院时患者血糖控制较好，左侧眼裂为 0.8 厘米，复视明显好转。

某女，30 岁，平素健康，某夜突然头部胀痛、作呕，自服止痛药后入睡。翌晨起床后，却发觉左眼睁不开，眼睑下垂且视物不清。镇卫生院医生施行眼睑部按摩及热敷，但无效果，遂赴县医院就诊。县医院眼科按眼部炎症治疗，给予眼药水点眼。施治 1 周，病情未见改善，便到省医院诊治，接诊专家考虑系脑部疾病引起的眼睑下垂，请相关科室会诊，后经脑血管造影确诊为左后交通动脉瘤。

从以上 2 例可见眼睑下垂不能仅认为是眼睑的局部病变而不认真对待。下面这些颅脑及全身性疾病就可以出现眼睑下垂。

（1）糖尿病引起的眼睑下垂：年逾花甲的老年人突然一侧眼睑下垂，发病前常感患侧眼眶区疼痛，有时看东西见有重影，瞳孔大多正常。医生给患者注射新斯的明也无明显改善，经检测血糖增高，这就是糖尿病引起的动眼神经麻痹的表现，确诊后及时给予降糖、营养神经的药物和活血中药进行治疗，大多可在 1 个月左右治愈。

（2）颅内动脉瘤引起眼睑下垂：动脉瘤引起的眼睑下垂也是一侧性、突发的，其临床表现为瞳孔散大。若伴有剧烈头痛、呕吐、抽搐、昏迷等，很可能是动脉瘤破裂引起了蛛网膜下隙出血，应立即到医院神经科抢救治疗，以免耽误病情。

（3）脑干病变引起眼睑下垂：患者一侧眼睑下垂，瞳孔散大，另一侧上下肢麻木、无力，这很可能是脑干病变所致。儿童常发于脑干肿瘤，老年人则多发于脑血管病。磁共振检查可确诊，确诊后可到神经外科治疗，以免病情加重造成残疾，甚至危及生命。

（4）重症肌无力引起的眼睑下垂：这种眼睑下垂发展较缓慢，先是一只眼，后继发另一只眼。临床症状表现为早晨轻，晚上重，一天之内有较明显的波动性，医生给患者注射新斯的明30分钟后若有明显好转，则可确诊。确诊后应该积极采用免疫抑制疗法，否则不仅双睑下垂、眼球固定，还可发展成四肢无力、吞咽困难甚至呼吸困难等严重状况。

（5）小儿的先天性眼睑下垂：有些小儿的先天性眼睑下垂容易被发现，对此应手术矫正。先天性眼睑下垂，是一种胎儿在出生时即可发现的眼睑下垂，是由于用来抬高上眼皮的一条肌肉发育不良，甚至完全没有发育而导致上眼皮无法正常睁开，或只能睁开一部分。眼睑下垂可以是单侧的，也可以是双侧的，但以单侧比较多见。家长常发现患儿出生4~5天仍迟迟睁不开眼睛，后来尽管家长用双手掰开双眼，患儿的眼睛也比正常幼儿小得多。这种眼睑随着年龄增长只适宜手术矫正。

眼睑下垂万万不可掉以轻心，应到神经科查清病因，对因治疗。不管是什么原因引起的，早治大多可治好，特别是像重症肌无力所引起的眼睑下垂效果更好。有诗为证：眼皮耷拉非眼疾，多系重症肌无力；全身疾病累眼睑，查查糖尿查脑疾。

眼皮跳

眼皮跳岂是"凶吉兆"
——眼皮持续跳，医院去挂号

俗话说："左眼跳财，右眼跳灾"，其实这是妄言。近日小刘左眼频跳不是财到而是灾到，说明此乃谬说而已。

三十多岁的小刘和妻子小芳原来在汽车配件厂工作，去年工厂改制，他俩双双买断工龄开了一间夫妻店，经营打字复印业务。近日接到一本书稿，两口子加班加点，三天就打出来了。可翌日小刘上班不久就出现左眼皮跳，这可是从来没有出现过的现象。他去请教隔壁副食店老板何叔。说起这何叔，可是这条街小有名气的"百事通"，街坊遇有什么问题都爱找他咨询。何叔一听小刘说左眼皮跳，马上告诉小刘：你小子可算咸鱼翻身，财运来了！俗话说"左眼跳财，右眼跳灾"。前不久，跟我同住一个单元的万爹爹，那天打牌时左眼皮猛跳，四圈下来连和了五盘满贯。过不久，一单元的罗老汉早晨上街买菜，在菜场买菜时右眼皮一阵一阵地跳，回到家一看家门被小偷撬了，家里一千多元现金白白送给小偷了……"小刘听得入神，深信何叔的话，于是把录书稿的收入两千多元去买了彩票，买彩票时还摸了摸左眼，眼皮仍然不停地在跳，心想这次得个大奖可能性很大。眼皮跳了几天就自行消失了，到了开奖那天，小刘高高兴兴地骑着摩托车到彩票销售点，可是事与愿违，别说大奖，连末等奖也没有捞到，两千多元辛苦钱算是打了水漂。岂料"祸不单行"，他从彩票销售点出来，那辆新买的摩托车由于忘了上锁也被人开跑了。小刘这才醒悟过来，什么"左眼跳财，右眼跳灾"全是鬼话，眼皮跳一般也没有什么关系，过一阵会不药自愈的。

到了年底，小刘六十多岁的父亲连续一周出现眼皮跳，发作时眼睛眨个不停，像睁不开眼，同时还伴有面肌抽搐。老爷子想到医院去看医生，小刘说，眼皮跳不是什么病，何必去医院看病呢？老人家觉得不停眨眼很难受，独自到医院去检查，医生告诉他，眼皮跳不是眼睛本身出了问题，经过内科会诊和相关检查，诊断为脑动脉硬化。

从小刘父子眼皮跳的经过，说明眼皮跳也有"善""恶"之分。一般说来，短时间、间歇性的眼皮跳，大多与休息不够、疲劳或者吃了刺激性的食物和服用某些药物有关，不影响健康。用手轻轻在跳动点加以按摩，配合饮食与休息就会消失。小刘的眼皮跳就是连续3天加班加点所引起的。但有些中老年人，比如小刘的父亲，眼皮持续跳动，眨眼幅度又大，则不可等闲视之。

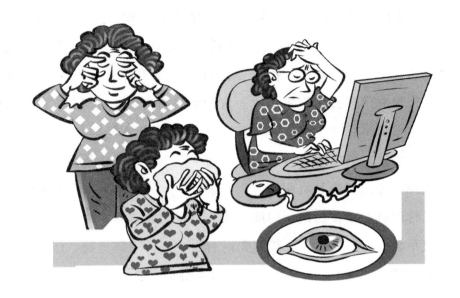

　　人的眼皮内有两种肌肉，一种称为眼轮匝肌，形状像车轮，环绕着眼睛，当它收缩时，眼皮就会闭合，这种眼轮匝肌受面部神经的支配。而另一种眼皮肌肉称为提上睑肌，当它收缩时，眼皮就会睁开，这种肌肉受动眼神经的支配。在眼皮的这两种肌肉组织中，眼轮匝肌对保护眼球有很重要的作用，它能通过不断的闭合对角膜进行润滑和清洗，并对外来刺激做出保护性反应。

　　在正常情况下，这些睁眼闭眼活动都受大脑神经的支配，可是一旦支配眼轮匝肌的面部神经受到某种外来因素的刺激，它就可能不听大脑的指挥而自主行动，使眼轮匝肌产生反复的收缩，甚至痉挛或颤动，人们会明显感觉眼皮在不由自主地跳动，这就是眼皮跳。大多数人只是局限于上眼皮或下眼皮的跳动，但有的人会逐渐发展为上下眼皮的不停抽动。支配眼皮肌肉的面部神经在传导通路上的任何部位受到刺激，均可导致眼皮的跳动，神经受到刺激的部位不同，眼皮跳动的部位、跳动的范围及程度也不同。如果刺激因素仅局限于支配眼轮匝肌的神经末梢，也就是眼皮附近，那么所表现出来的症状就是单纯的上眼皮或下眼皮跳。如果受刺激部位在颅腔内的面部神经主干部位，那么跳动范围会累及整个上下眼皮，最直观的表现就是不由自主地不停眨眼，医学上称之为"眼睑痉挛"。

　　眼皮的跳动是由多种因素引起，它也可以看成是一个人体健康状况的报警器。轻微的眼皮跳其实并不算什么。

引起眼皮跳舞的原因

（1）生理性的刺激反应：如紧张、劳累、用眼过度、较长时间在强光或暗光下工作、用电脑时间过长等，使眼皮乏力而不由自主地跳动起来。不过这样的眼皮跳动幅度很小，通常只有本人知道，只要脱离了这些刺激环境，适当休息就可恢复。

（2）心理上的一些反应：如一些心理压力过大的考试者，有此种习惯的儿童或青壮年，某些神经性疾病患者等，都可能有眼皮跳动的症状。

（3）眼部疾病：如角膜炎、结膜炎、屈光不正、近视或远视又没有戴合适的眼镜等，都可能导致眼皮跳。

（4）脑部疾病：当面部主干神经受到刺激或压迫而出现眼皮跳动，就可能是来自脑部，一个主要原因就是在颅脑内一些血管出现异常，当血液从血管经过时，血管就对面部神经的根部产生了压迫，造成眼部及面部肌肉的自主抽动。另外，一些脑部肿瘤或动脉硬化都有可能对面部神经带来刺激，引起眼部及面部的激烈反应。

所以，从某种意义上说，眼皮跳也是人体健康或心理状况的报警器，特别是长期的眼皮跳一定要警惕脑内是否有病变。有口诀奉告读者：眼皮跳跳不要紧，跳财跳灾莫当真；若遇久跳不停歇，当去挂号看门诊。

耵聍

咳得"怪"源自耳屎块
—— 咳嗽颇蹊跷，耳屎凑热闹

青工小张，慢性咳嗽1年余，无发热、盗汗，无心慌、呼吸困难，咳嗽以干咳为主，偶有少量黏痰，无痰中带血，活动和体位改变时咳嗽较重，同时伴有耳鸣、耳痒，症状时轻时重。曾经到多家医院就诊，有的诊断为慢性支气管炎，有的怀疑为肺结核病，但是 X 线胸片检查未见异常，服用多种止咳药和抗菌药均无效果。今年夏天的一次游泳后出现听力明显减退，遂到耳鼻咽喉科就诊。医生检查发现左耳外耳道耵聍栓塞，在取耵聍时出现刺激性干咳，方考虑慢性咳嗽为耳源性。耵聍取出后，咳嗽症状消失，随访 1 年未再出现咳嗽。原来长达一年多的咳嗽竟是耳屎引起的。

耵聍为外耳道软骨部上的耵聍腺所分泌的淡黄色黏稠液体，干燥后可成薄片，或与灰尘杂物凝结成团块，惯称耳垢，俗称"耳屎"。耵聍有干性、湿性两种，国人绝大多数为干性者。耵聍与叮咛同音，"字形"略同，仅是偏旁之别，两者均与耳朵相关，因为叮咛是对着耳朵一再嘱咐。把耳垢命名为耵聍的前人，或许以为是聆听叮咛多了，便结出耳垢。我们常常听到某些人对别人重复的话，会说"耳朵都磨出茧子来了"，似乎也含有这层意思。关于"叮咛"与"耵聍"的相关关系，笔者查阅诸多资料，未得其详，姑且按下不表，这里就只是记述医生教你如何正确了解和对待耵聍的"叮咛"（嘱咐）。

叮咛之一：耳屎并非废物

由于耵聍俗称"耳屎"，人们往往把它当作耳朵的垃圾，错！耵聍并非废物，它对耳朵有很好的保护作用。耳屎味苦，呈酸性，有黏性，它使外耳道保持酸性环境，和耳道壁上的耳毛一起，抵御外部的细菌侵袭。它像"哨兵"或"保安"守卫着外耳道的大门，当空气中的尘埃杂物进入耳道时，有黏性的耵聍就随即将之黏住。一旦小虫误入耳朵，当它们尝到了耵聍的苦味时，就会立即掉头退出，所以说耳屎担负着保护外耳道和鼓膜的重任。

叮咛之二：不可随便掏耳屎

既然耵聍有上述功用，就不应随便挖掉它。正常情况下耳屎可借头部活动，咀嚼、张口等下颌运动以薄片形式自行排出，不必自己动手去"掏粪"。

掏耳朵，有一种莫名的"快感"，于是传统的理发师傅有一个工序便是掏耳朵。四川有位年逾花甲的剃头匠，改行专门给茶楼喝茶摆龙门阵的老人掏耳朵，每次 10 元，凡被掏者个个叹绝："过瘾！"不过，有的人有掏耳朵的习惯，这倒不值得提倡。

由于有些人误认为耵聍是废物，常用火柴棒、耳勺、发夹，甚至还用削尖的牙签、铅笔芯掏挖耳屎，此举会损伤外耳道皮肤，引起溃烂或红肿，若不留神，还会把鼓膜捅破，致听力丧失。如果外耳道发炎治疗不及时，细菌还可经血行或淋巴液扩散，引起脑膜炎或脑脓肿。可见，挖耳朵虽是小动作，但却有大风险。

叮咛之三：耳屎"堆积"要清除

由于个体差异，有的人（特别是湿性耵聍者）耳屎会"高产"；若有尘土等刺激外耳道，也会使耵聍分泌过多；若外耳道狭窄、异物存留，或老年人肌肉松弛，下颌运动无力等，导致耵聍排出受阻，那么积淀在耳道的耵聍便容易结成团块而堵塞外耳，造成耵聍栓塞。小孩子也容易发生耵聍栓塞。耵聍栓塞会出现耳闷、耳鸣、听力下降。若水进入外耳道后，症状可加重，常有耳痛。

耵聍块堵塞外耳，特别是遇水膨胀时可致突聋。耵聍压迫刺激外耳，有的人会引起干咳或导致眩晕。耵聍致聋者比较常见，乃因声波不能"入耳"之故。耵聍致咳亦非罕见，有的人长期干咳，久治不愈，查咽喉，听肺部，拍 X 线片均无异常，后来发现是耵聍在作怪，将其取出后，咳嗽旋即解除。为何耵聍会引起咳嗽呢？原来人的外耳道分布着迷走神经耳支，与分布于喉头气管的迷走神经有关联，一旦迷走神经耳支受到异物的刺激，就会牵连到喉头气管的神经，反射性地引起干咳。有时我们掏耳朵会觉得喉头痒痒，就是这个原因。

有的人长期眩晕找不到原因，后来到耳鼻喉科就诊，医生发现患者的外耳有耵聍块，将其取出后，症状顿消，原来耵聍是引起眩晕的元凶。那么，耵聍为何会引起眩晕呢？其原因大致有三：其一是耵聍栓压迫鼓膜后，通过听骨链活动，使内耳前庭部分受到刺激，遂出现眩晕、恶心、呕吐、走路不稳等症状。单耳耵聍栓压迫刺激鼓膜后，可招致双耳前庭功能产生不协调的反应。其二是外耳道有许多神经，一旦耳屎刺激这些神经，就会促使神经向大脑发送错误的平衡指令，让人感觉晕头转向。其三是外耳道可能存在"眩晕敏感点"，这与人们的个体差异有关，如特殊体质的人，其耵聍栓刺激外耳道的眩晕敏感点后，即出现前庭症状。

由此可见，发生耵聍栓塞就要主动把耵聍块取出来。不明原因的干咳或眩晕等，若查明是耵聍所致，也必须将耵聍取出方能根治。为此有诗提示曰：老鼠屎能"坏锅汤"，老耳屎会"搞名堂"；无故咳嗽或眩晕，原来耵聍耳中藏。

叮咛之四：清除耵聍有讲究

一般人无须定期清除耵聍，但是洗澡或游泳致耳朵进水时，应当用棉签将水吸干。少数人耳内耵聍腺分泌旺盛或耵聍自动排出迟滞等原因而引起耵聍栓塞者，应及时将耵聍块取出。最好到医院请专科医生用专门器械取出。若不方便到医院就诊，可以"自掏"，但要掌握四个要点：① 较小易活动的耵聍较好处理，可用小镊子将其取出。或用棉签，轻轻在外耳道口转动，然后耳朵朝下，让耵聍自行排出。② 若耵聍过硬，又将外耳道完全阻塞，可用3% 碳酸氢钠及甘油等量溶液配制成的耵聍水滴耳，每隔2~3小时滴一次，待耵聍软化后，再用耳镊或耵聍钩取出。③ 合并外耳道炎者，应先进行抗炎治疗，可滴3% 硼酸甘油或4% 酚甘油，每日数次，必要时内服抗生素，3~4 日后再取耵聍。④ 即使容易发生耵聍栓塞的人（以湿性耵聍者居多），虽要经常注意清除耵聍，但也不要养成掏耳朵的习惯而频繁掏挖耳朵，一般一周左右清除一次即可，但在灰尘较多的地方可一周清理2~3次。

流鼻血

鼻出血勿忘鼻外病

——鼻衄虽寻常，寻因要周详

近一段时间，王先生晨起时常感到头有些眩晕，洗脸时鼻子经常流血，往往片刻即止。一天早上这种情况又出现了，他也没当回事，找了些棉花塞上，过了一会儿血仍止不住。中午他到市中心医院耳鼻喉科就诊，医生在为他止血的同时还给他测了血压，结果血压竟高达 186/98mmHg，而王先生此前不知自己患有高血压，原来他是高血压引起的鼻出血。高血压引起的鼻出血，约占鼻出血患者的 40%。高血压、动脉硬化患者鼻腔血管脆性增加，在血压波动时，鼻腔血管就易发生破裂出血。高血压患者鼻出血预示血压不稳定，要引起高度警惕，因为这往往是中风（脑卒中）的一种征兆。据临床观察，中老年高血压患者，在鼻出血后 1～6 个月内，约有 50% 可能发生中风，所以高血压患者对鼻出血要十分重视。除了中老年高血压患者易流鼻血外，小儿也容易流鼻血。有口诀曰：小儿鼻衄发病高，异物塞鼻抠又掏；成人无端流鼻血，量量血压有多高。

鼻出血的医学名词称为鼻衄，是临床常见症状之一，多因鼻腔病变引起，也可因全身疾病所致，偶有因鼻腔邻近病变出血经鼻腔流出者。鼻出血多为单侧，亦可为双侧；可间歇反复出血，亦可持续出血；出血量多少不一，轻者仅鼻涕中带血，重者可引起失血性休克；反复出血则可导致贫血。多数出血可以自止。引起鼻衄的原因有局部的和全身性的。

局部原因有：① 外伤。常见于用手挖鼻、碰撞、手术等。② 炎症。急慢性鼻炎、鼻窦炎时，鼻黏膜糜烂、溃疡等。③ 鼻中隔疾病。如鼻中隔有棘突或脊突时，常因受气流冲击，易致干燥糜烂出血。④ 鼻腔肿瘤。血管瘤、鼻咽纤维瘤或鼻咽癌等。

全身原因有：① 血液病。白血病、血友病、再生障碍性贫血、血小板减少性紫癜、维生素 K 或维生素 C 缺乏等。② 急性传染病或高热。如伤寒、斑疹伤寒等前驱症状。③ 心血管疾病。如高血压、动脉硬化等。④ 肝功能损害而有凝血机制障碍等。⑤ 内分泌影响。如孕期鼻衄、代偿性月经（倒经）等。

儿童容易发生鼻出血的常见原因

（1）急性发热性传染病：儿童时期，常常会发生一些起病急、发热高的传染病，尤其是上呼吸道感染更为多见。当发生高热时，全身的皮肤黏膜血管发生充血、肿胀，鼻黏膜同样发生这种病理变化，鼻黏膜急性充血、肿胀更容易造成破裂出血，因为鼻腔黏膜的血管表浅，一旦重度发热，再加上用力擤鼻涕的外力作用下，黏膜下血管就会破裂出血。

（2）外伤：鼻子是暴露在体表的一个器官，一旦发生外伤，如打击伤、跌伤，鼻子自然首当其冲。在剧烈外伤的冲击下，黏膜下的血管就会破裂、出血。

（3）挖鼻：严格来说，挖鼻也应列入外伤的范围。儿童出于好奇和难受，常常喜欢用手指在鼻腔内盲目掏挖，这是一个既不卫生，又易引起鼻腔局部黏膜出血的不良习惯。一般挖鼻的部位是在鼻中隔前下方，而这个部位的血管很多，许多微小血管在此交织成丛网状，犹似蜘蛛网，血管既表浅又很细，部位就在鼻腔口，只要用手一挖，就能挖破血管。儿童鼻出血的部位有90%以上是在这里。

（4）鼻腔异物：平时，鼻腔里除了一些分泌物鼻涕外，没有什么物体堵塞鼻腔，于是呼吸自由畅通。但有时候，儿童由于嬉戏好玩，喜欢将一些细小物体塞在鼻腔内，如花生仁、瓜子、果核、黄豆、塑料纸、金属小玩具等。一旦这些物体塞入鼻内，成为异物，孩子自己取不出来，又不敢声张，时间一长，便被遗忘而留在鼻腔内。有的异物在鼻腔内遇水膨胀、发霉，引起鼻腔黏膜感染、糜烂而出血，有时在异物的不良刺激下，鼻黏膜也会引起外伤性出血。

（5）血液性疾病：要知道，人体血管内的血液要做到既不出血、又不凝集全由血液中的一些特殊因素来决定。在某些因素的作用下，血液中的一些因素会发生一系列变化，使血液在发生出血后，不容易凝集止住，这些疾病有白血病、血友病、血小板减少性紫癜、再生障碍性贫血等，统称血液病，这是直接造成儿童鼻出血的原因，而且会引起反复、大量的出血。

（6）鼻炎、副鼻窦炎：儿童也容易发生急、慢性鼻炎和副鼻窦炎。一旦发生这种炎症，鼻腔或副鼻窦内的黏膜发生充血、肿胀，不时有黏液脓性鼻涕排出，在脓性鼻涕的刺激下，黏膜下的血管也会发生出血。

孕期流鼻血也较常见

孕期流鼻血也属常见现象，其原因乃孕妇体内会分泌出大量的孕激素使得血管扩张，容易充血。同时，孕妇的血容量比非孕期增高，而人的鼻腔黏膜血管比较丰富，血管壁比较薄，所以十分容易破裂引起出血。

流鼻血时不宜采取头部"后仰"姿势

有一则流传很广的笑话，说是有一个人站在马路中间，头仰着看天。他这一举动吸引了很多人也仰头看着天，但看了很久都没看见天上有什么特别的东西，这时那个人把头低了下来说："鼻血终于止住啦……"这个笑话说明两个问题：第一是一般人都认为流鼻血是经常可发生的小症状，于是把它当作"小菜一碟"而随意对付；第二是认为采取仰头止血的方法是最佳选择。其实以上两种认识和做法都是错误的：流鼻血虽然是小症状，但是有时也会有大隐患；采取仰头的办法来止鼻血是错误的。

在现实生活中流鼻血时，一般人都习惯于将头向后仰，鼻孔朝上，认为这样做可以有效止血，其实是错误的，如此做只是眼不见血外流，但实际上血还是继续在流，在向内流。流鼻血时"后仰"的姿势有下列的坏处：① 会使鼻腔内已经流出的血液因姿势及重力的关系向后流到咽喉部，并无真正止血效果。② 咽喉部的血液会被吞咽入食管及胃肠，刺激胃肠黏膜产生不适感或呕吐。③ 出血量大时，还容易吸呛入气管及肺内，堵住呼吸气流造成危险。

正确的方法是：头部应该保持正常直立或稍向前倾的姿势，使已流出的血液向鼻孔外排出，以免留在鼻腔内干扰到呼吸的气流。

声音嘶哑

女主播成了"沙奶奶"
——出现"鸭公声"，不可不当心

方女士自中央广播学院毕业后便被 S 市电视台聘用。她不但口才好，而且能歌善舞，并有唱京剧的功底，因此，开头几年被安排主持文艺频道。她在屏幕上表现活跃，有时还与嘉宾合演《沙家浜》的智斗，她扮演的沙奶奶非常到位，深受观众的好评。去年年初，由于工作需要她被调到新闻频道当主播，也表现得十分出色。岂料，5月初该市所在地区发生特大的洪水，全市均投入抗洪救灾，电视台也时刻跟踪灾情施行24小时播报，这一任务落在小方的身上，她连续不停地播报相关新闻。到了第三天凌晨，她的嗓音已经完全嘶哑了，同事们都对她调侃说："你今天可真成为沙奶奶了！"她笑了笑，为了坚持把新闻及时传播给广大受灾群众，她不顾沙哑的嗓子，喝一口水，继续进行紧张地工作……

众所周知，用声过度容易出现声音嘶哑。在民间，吵架吵到"声嘶力竭"者也不罕见。由于用声过度导致声音嘶哑，经过休息，大多数均能得到恢复。然而，不是因为用嗓子过多而出现的声音嘶哑就要提高警惕了。大家也许记得，1984底，著名相声艺术家、笑星李文华在与姜昆搭档说相声时，声音变得沙哑了，开始以为是说话多了引起的咽炎，用了一些润喉片，但是无效。姜昆劝他赶快上医院去检查，看看有没有什么大问题。不出所料，经过医生检查确诊为喉癌，及时行切除术，终于得到根治。打从手术后他带着人工喉还能与人简单对话，而且继续生活了20多年，一直到2009年5月才辞世，享年82岁。李文华的患病和治疗经历告诉我们，出现声音嘶哑切勿大意。

声音嘶哑是比较常见的症状，南方民间称其为"鸭公声"。很多人当声音突然变成"鸭公声"时，通常会把它当作感冒或者疲劳的后遗症。但事实上，声音嘶哑绝不是我们想像得那么简单。有许多疾病也会导致声音嘶哑，比如声带炎性水肿、声带息肉、喉白斑……及喉部恶性肿瘤。短暂的声音嘶哑多属良性疾病，但超过两周调治而"嘶声依旧"就得找专科医生诊查了。在此提醒几句：发音好似公鸭啼，喉头声带有问题；喉癌也现"鸭公声"，及早就医不宜迟。

引起声音嘶哑的原因比较复杂，大致可以分为两大类——症状较轻的是炎症或水肿引起的声音嘶哑，比如感冒导致的急、慢性喉炎和喉水肿等。这种类型的声音嘶哑大家最熟悉，通常经过一段时间的对症治疗和休息就可以恢复。还有一些与职业有关，例如教师、演员、电话客服人员等平时说话较多的人，由于声带过度疲劳导致声音嘶哑，只要休息得当，一般也能恢复。严重一点的声音嘶哑是喉部器质性病变引起的，包括声带小结、声带息肉等良性病变，喉白斑、喉乳头状瘤等癌前病变，甚至喉部恶性肿瘤等。喉癌是最常见的喉部恶性肿瘤，在头颈部恶性肿瘤中发病率仅次于鼻咽癌和甲状腺癌，发病年龄以50～70岁为最多，且男性多于女性。和其他一些疾病一样，喉癌的发病率近几年也呈现年轻化趋势。

既然引起声音嘶哑的原因这么多，怎样才能知道自己究竟是哪一种情况引起的？对于一般性炎症来说，2周时间基本能改善或恢复，除非有慢性喉炎或咽炎的病史。用嗓过度引起的声音嘶哑，经过2周时间的静养，声带紧张状态也可以得到缓解。

如果出现原因不明的声音嘶哑，经过2周的对症治疗后却仍然没有改善，那么就必须引起足够的重视，应该考虑到医院耳鼻喉科门诊接受专业检查。最简单的有间接喉镜、电子显微喉镜、动态喉镜等检查，进一步还可以采取喉部X线检查、CT或者磁共振等检查方法。对于肿瘤的确诊，较为确切的方法是进行"活检"，就是从有疑问的部位取下一小块组织，经过病理观察是否有癌变细胞存在，这种方法可以明确分辨出肿瘤是良性或者恶性。

引起声音嘶哑的常见疾病

（1）喉头先天畸形：如果小儿出生后即出现哭声嘶哑、微弱甚至哭不出声来，有可能为先天性喉部畸形，如在两侧声带之间有一薄膜称为喉蹼；或是喉头发育不良形成气囊膨出。先天性喉头畸形可在确诊后进行手术治疗。

（2）急性喉炎：当受凉、劳累或烟酒过度，可引起咽喉部急性发炎，轻者音调降低、声音粗糙、发音费力，重者可失音。春秋季节小儿易患此病，因为小儿喉头组织疏松，一旦发生水肿，很容易堵塞声门，引起呼吸困难。这时小儿除有发热、声音嘶哑外，还有犬叫样咳嗽，严重者吸气费力，夜间憋醒，甚至有生命危险，应及时到医院治疗。患了急性喉炎要注意休息，少说话，避免大喊大叫。

（3）慢性喉炎：多见于长期烟酒过度，生活或生产环境中有灰尘、烟雾、挥发性气体等外界刺激，使喉头慢性发炎，说话声音粗糙，音调较低，早期为间歇性，逐渐发展变为持续性，早晨起床后较重，白天较轻，但完全失音的很少。

要治疗慢性喉炎，应首先戒除烟酒，注意对粉尘、烟雾的防护措施，同时可用中药胖大海、金银花、麦冬一起泡茶饮用，可收到良好效果。

（4）声带小结和声带息肉：声带小结和息肉患者大多是教师、歌唱演员或公共汽车售票员等说话较多的人员，这种病也称为"歌唱者小结"，它亦可引起声音嘶哑，但病情进展比较缓慢。声带小结者应注意正确的发音方法，保证声带有充分的休息时间，多饮水，生活环境中保持一定湿度。

（5）喉头良性肿瘤：喉头长期受到刺激或感染，可引起喉乳头状瘤、喉淀粉样变等，喉良性肿瘤的声音嘶哑是缓慢进行性加重的，严重者可有咳嗽、呼吸困难，但此病经手术治疗后一般可完全治愈。

（6）喉癌：喉癌是最值得重视的致声音嘶哑的原因之一。长期烟酒过度、生活和生产环境中空气污染、喉部的病毒感染等，均是导致喉癌发生的因素。

喉癌的发病率上升，与环境污染有着密切的关系。长期的喉头慢性炎症，如不及时治疗，也可癌变。喉癌引起的声音嘶哑早期较轻，逐渐加重，无缓解期，最后可完全失音，还常伴有咳嗽、咳痰、痰中带血丝，晚期则呼吸困难。很多喉癌患者就是早期声音嘶哑不注意，直到出现呼吸困难才去医院看病的，于是失去了治疗时机，所以喉癌一经确诊，则应引起高度重视，积极治疗。早期喉癌放射治疗和手术治疗疗效近似，治愈率可达90%，中期喉癌则以手术治疗为主，辅以放射治疗和化学治疗，晚期喉癌治疗较困难。

（7）喉神经麻痹：因病毒感染、颅脑肿瘤、食管癌、肺癌、甲状腺癌等病压迫喉神经而引起。表现为语音单调、声音低而粗糙，不能发高音，经过一段时间适应，可能有好转，重者呈耳语状。应尽快查找病因，进行针对性治疗。

（8）癔症性失音：患此症的大多是中年妇女或性格内向者，在受到强烈的精神刺激后引起突然失音，但哭笑或咳嗽时声音正常而响亮。这种病来得快、好得也快，受到刺激后可以再发。对此类患者应避免精神刺激，保持乐观情绪，则可完全避免失音发生。

骨鲠 （食管异物）

小鱼刺常常当"刺客"
——进食太着急，当心卡骨刺

　　食管异物以鱼刺最多，它是潜入体内的"刺客"。从口进入食管的刺客，其最大危险是刺穿食管及主动脉引起大出血而顷刻死亡。尖锐的异物穿破胃肠，可导致腹膜炎。更有些"刺客"，竟然通过整个消化道而卡在肛门口，这种"刺客"袭肛的事件已经不止一例。牙签两头尖尖，锋芒不亚于鱼刺，个别牙签致命的病例应引以为戒。有顺口溜告诫曰：误吞骨刺卡喉咙，强吞食团白费工；鱼刺可破主动脉，牙签入肚"胃穿孔"。

　　骨刺卡住喉咙或食管称作骨鲠。如果有人问：吃鱼吞进鱼刺，该看哪一科？可能不少人以为要看消化科。其实骨鲠是耳鼻喉科急症之一。但是，鱼刺或小骨片（"鲠"就是鱼刺或其他动物骨头的小碎片）等异物进入胃肠，那就要看消化科，通过纤维胃镜或纤维结肠镜将异物取出来。那么，如果异物刺破胃肠引起穿孔，那就要腹部外科来处理；而异物进入肛门，则要由肛肠科来解决了。可见，不同的"出事路段"需要不同的专业来排解。就好像俗话说的："铁路警察，各管一段"。当然，作为临床医生是要互相协作来解除患者痛苦的。

"刺客"案例

　　（1）鱼刺致命：2000年11月南京某报记者张某，吃鱼时不慎误咽一根鱼刺，导致食管穿孔及主动脉破裂大出血而死亡。2007年11月福建漳州市57岁的陈先生，因进食时不慎误吞鱼刺，引起"食管胸中段异物并右侧液气胸，右肺膨胀不全"，CT检查提示异物一端刺向主动脉弓而危及生命。经开胸手术才将一个约3厘米×1.3厘米×0.2厘米的不规则形状、两端尖锐的鱼头骨片取出来，避免了骨片刺破主动脉弓引起大出血的致命恶果。

　　（2）牙签杀人：一端或两端锐利的异物吞入食管进入胃肠，往往会造成胃肠穿孔，并可引起腹膜炎等并发症而死亡。被海明威称为"他是我们所有人的老师"的美国著名小说家舍伍德·安德森，在1941年的一次宴会上因为误吞了一根牙签引起胃肠穿孔，最终死于腹膜炎。吞根牙签而致命似乎是"天方夜谭"，其实，误吞牙签引起胃肠穿孔的病例时有报道。2006年9月《大河报》报道，某晚，海口市振兴路的蔡某和一帮朋友聚饮时，在醉酒的情况下竟不知不觉把一根牙签给吞了下去。第二天醒来肚子开始疼痛，经手术发现一根长约8厘米、两头尖尖的牙签竟然捅穿了肠管，肠管周围的组织广泛粘连。牙签惹祸还有更离奇的病例：2007年2月广东一位12岁少女，她患有先天性唇裂和腭裂，在吃冰棍时，连前半段木棍（木签）也吞入肚子而引起阑尾炎，在医院做阑尾切除术时未见到木棍。不久她的右腰部突然长出一个包块，出现炎症和化脓，经切开发现那6.3厘米的木棍竟从腹腔"北漂"到背部"发展"来了。

（3）"刺客"袭肛：误吞鱼刺竟卡住肛门似乎不可思议，但是，这样的病例也时有发生。据2009年6月温州新闻网报道：在杭州一公司上班的查先生，前些天到温州看望哥嫂，嫂子做了条大鱼招待他。当时他吃得很快而将鱼刺吞入肚中。翌日，他觉得肛门部位疼痛，令其坐立不安。曾经到三个诊所就诊，一说是上火，一说是痔疮，一说是肛门发炎，但是经治疗均无效。后到医院就诊，医生用器械从其肛门取出一根长约3厘米的鱼刺。原来鱼刺没有卡住"进口"——喉咙和食管，而是卡住"出口"——肛门。

其实，鱼刺下行到肛门"作案"并非首例。据2007年4月29日《东南早报》载，35岁的黄先生吃鱼后三天，一上厕所肛门就疼得不行，上医院检查发现竟是一根鱼刺卡在肛门口。经过手术，这根折腾了黄先生好几天的鱼刺终于被取了出来。2008年11月17日《江门日报》报道，市五邑中医院肛肠专科接诊了一位鱼刺卡在肛门的患者，70多岁的李伯肛门内竟卡着一根长约4厘米的鱼刺。经过手术，鱼刺已经成功取出。原来李伯近期常常吃鱼，但是数日来排便不畅，买了一些泻药，吃了两天竟然没有丝毫效果，李伯仍然解不出大便，肚子反而越来越胀，肛门还疼痛不已。无奈之下，家人急忙带李伯来到市五邑中医院肛肠专科。详细检查后，医生发现李伯肛门内有异物，遂在麻醉下经手术将异物取出，令所有在场医务人员惊讶的是，异物竟然是一根细长的鱼刺，长约4厘米。

骨鲠的险情

骨刺卡喉不深，往往可以很快通过咳、呕的办法将其吐出来。但是若刺入过深或卡在食管黏膜中往往就有一定的危险。① 食管异物不论是尖锐的或是平滑的，都会使食管水肿和变窄，甚至引起穿破，因而有很大的危险性，应该马上取出。② 食管有上、中、下三个生理性狭窄部位，其中以食管上端最窄，因而异物最容易卡在那里。尖锐的异物常刺破食管而引起发炎，严重的损伤和炎症的扩散可引起纵隔炎、肺部感染或气管食管瘘等严重合并症。③在第二个生理性狭窄部位的食管异物，因紧靠主动脉，有可能损伤主动脉而引起致命性的大出血，这是最大的危险。④ 异物一旦入胃，大多可进入肠腔随大便排出。但是尖锐的异物（如鱼刺、牙签等）则可刺破胃肠黏膜及肌层、浆膜层而导致胃穿孔或肠穿孔，引起腹膜炎等合并症。异物也可刺入肠壁引起炎症或脓肿。

骨鲠的防治

如果发生骨鲠，可立即请人用汤匙或牙刷柄压住患者舌头的前部，在亮光处仔细察看舌根部、扁桃体、咽后壁等，尽可能发现鱼刺，再用镊子或筷子夹出。若上述方法无效则尽可能想法使患者作呕，让鱼刺吐出。如果两法均无效时，应禁食，并尽快去医院耳鼻喉科或消化科诊治。通常可以通过喉镜（耳鼻喉科）或纤维胃镜（消化科）将异物取出。

在处理食管异物时应注意两个误区：一是吞饭团、菜团把骨刺送下去。这种民间的传统方法不但无效，而且带有危险性，因为骨刺扎入咽喉或食管黏膜，吞下饭团、菜团只会使它扎得更深。二是吞醋化鱼刺。有人想像食醋可以软化或溶化鱼刺，理由是食醋中的醋酸与鱼刺中的钙结合成为醋酸钙而使鱼刺软化或溶化，其实这个办法毫无用处。因为食醋下吞，仅仅是"匆匆过客"，跟鱼刺"擦肩而过"，岂能"感化"鱼刺？而且过浓的食醋还会引起黏膜烧伤。

食管异物多由于"食速"过快，因狼吞虎咽而让"刺客"趁乘机而入；或在进食时高谈阔论或讲笑话助兴而引起，因此，应注意掌握"食速"和避免边吃边说笑，切勿在发笑时吞咽。由于食管的异物约80%～90%是骨块，骨块中以鱼骨最多，占60%。因此，提醒诸位：吃鱼且慢，当心"刺客"！

口腔症状

嘴唇色素斑

唇"色斑"暴露肠息肉

——嘴唇色素斑，肠道息肉满

一位 7 岁的女孩，自 2 岁开始口腔黏膜及口周皮肤出现许多大小不等的褐色斑，渐扩展至手指尖及足趾尖。1 年前开始经常腹痛、发热，并伴贫血，曾多次住当地医院均未明确诊断。4 天前腹痛又发作而进福州市属医院住院诊治。病童腹痛呈持续性，伴恶心、呕吐，呕吐物为胃内容，大便呈暗红色血水样。家族中无类似患者。体检：发育正常，营养差。口周皮肤、口唇黏膜、颊黏膜、牙龈、双手指尖掌侧、右足拇趾尖、足跟均可见散在点状或片状褐色斑。小如针尖，大如米粒，形状不规则。色素沉着以口周最多。心肺无异常发现。腹部可见肠型，有轻压痛，但无反跳痛，可闻气过水声。肝脾未触及。拟诊"肠梗阻"而行剖腹探查，见距屈氏韧带 6 厘米处肠套叠，复位失败，切除 17 厘米肠管；病理报告为小肠多发性息肉。术后随访 5 年，患者身体健康，口周及手指色素沉着仍存在。

嘴唇色素斑会"株连"肠道，这可能鲜为人知，通过这种疾病，大家也就会明白"小症状也有大隐患"的道理。有诗曰：棕黑灰蓝色素斑，多见口唇面颊间；腹痛出血肠套叠，肠中息肉要"埋单"。

有些人自幼嘴唇上就有色素斑，往往误以为是无关紧要的"胎记"，所以不被重视。成年后经常腹痛、便血，又被误诊为是消化道溃疡性出血，最终有一些人可能因发生息肉癌变而死亡。这种生长在嘴唇上的色素斑并非真正的胎记，而是一种名为"黑色素斑－胃肠多发性息肉综合征"，此病是错构瘤息肉综合征的一种，系伴有黏膜、皮肤色素沉着的全胃肠道多发性息肉病。可能通过单个显性多效基因遗传，外显率很高，同一家族罹病者甚多（患者子女中50%发病），常在10岁前起病。息肉最多见于小肠，可引起出血与肠套叠，也可有腹痛、腹泻及蛋白丢失性肠病等。近年来研究发现患者肠息肉有2%的癌变率，国外尚有报道其癌变率高达11.7%～23.8%。因此，我们对这种古怪的嘴唇"胎记"绝不能掉以轻心，应及时去医院做纤维内窥镜检查。这些癌变者的年龄常<35岁，比一般大肠癌患者的发病年龄早10年以上。由于错构瘤常与腺瘤并存或错构瘤内有腺瘤成分，因此不能肯定癌变是来自错构瘤本身还是腺瘤。肠外恶性肿瘤（如卵巢癌、子宫内膜癌、乳腺癌、肺癌）的发病概率为一般人的15～30倍。

色素沉着多见于口唇及其四周、颊部、面部、手指皮肤，偶见于肠黏膜，但也有色素沉着局限在躯干及四肢者。色素可呈黑、棕褐、灰、蓝等色。极少数患者仅有肠息肉而无色素沉着。由于本病病变广泛，通常予以对症治疗，仅在出现严重并发症如不能控制的出血或梗阻时才考虑外科手术治疗。

智　齿

"智慧齿"最好早拔除
——智齿无用处，牙中"钉子户"

智齿称作尽根牙，在医学上称为第三恒磨牙。第三恒磨牙为何称为"智齿"呢？据史载，这一名称是南北朝名医徐之才所创。徐之才出身医药世家，他从小聪慧可人，13岁就被招为太学生，粗通礼、易，被人称为"神童"。再大一些，他博览经书，又知晓天文，特别是医药，得了家传，更为精通。他不但医术出名，而且口才也非常好，在帝王面前非常知道讨好。有一次北齐武成帝长了颗"牙"，就是所谓的智齿，问身边的御医怎么回事，因为长智齿是个平常的事情，于是尚药典御邓宣文就以实相告，结果武成帝非常生气，使实话实说的邓宣文"莫名其妙"地被打了一顿，然后又叫来徐之才，让他说怎么回事，机灵的徐之才赶紧上前拜贺说："恭喜皇上，皇上长的是智慧齿呀，长智慧齿的人都会聪明长寿！"结果武成帝龙心大悦，立刻给了徐之才很多赏赐。

有意思的是老外也称第三恒磨牙为"智慧齿"（wisdom tooth），他们是根据这4颗第三恒磨牙正好在16～20岁左右时开始萌出，此时人的生理、心理发育接近成熟，于是被看作是"智慧到来"的象征，故称它为"智齿"———智慧之齿。

人的牙齿"编制"是32颗，一般人在幼年期间乳牙脱落之后长出的牙齿有28颗，成人还会长4颗，就成了32颗。牙齿的"齿"字繁体为"齒"，这个字是象形字，"止"字在上，下面"不带盖的框框"是下颌骨，框里面有上下4个"人"字，乃牙齿的形象。有人对这"齒"字进行别解，说这4个"人"字是4个"八"字，四八三十二，恰恰32颗，长够32颗为"止"。其实，人的牙齿并非都能够长满32颗"编制数"的，那是因为4颗智齿并非人人都长或人人都长齐4颗。智齿的生长，个体差异很大，有的人20岁之前长出，有极少数人40、50岁才长，有的人终生不长，这都是正常的。而且4颗智齿也不是都必然会长全，某些人的智齿可能只长1～2颗，有的智齿甚至长到一半就不再生长，这种情况称为智齿阻生。智齿的位置从门牙牙缝开始，由一侧门牙向里数牙齿数目，如果有第八颗牙，它就是智齿。

智齿不但没有咀嚼功能，而且存有一系列的危害或潜在危害。它往往"'横'空出世"——大多数智齿前倾阻生，"排挤"先前出生的"兄弟"（第二恒磨牙），于是，除了智齿本身容易患病外，而且还会连累它的"亲兄弟"，所以说它是牙列中的"钉子户"，对它以及早拔除为上策。

那么，智齿为什么会给人们带来麻烦呢？那是由于人类在进化过程中颌骨体积变小，于是往往无足够的颌骨空间得以让智齿萌出，遂造成智齿萌出后其位置和方向异常。智齿生长的位置特殊，它在口腔的最后角落里，便给它的清洁和治疗带来许多问题，常引起的疾病有龋齿（蛀牙）、牙周炎、牙髓炎，且智齿往往由于萌发空间不足出现胀痛，还会侵犯邻牙，造成牙疼。另外，由于没有对咬牙，有时智齿会过度萌发，进而影响咬合。还有时会萌发不足成为阻生齿，引起牙列不齐，冠周间隙感染，张口困难。智齿是第三恒磨牙，对相邻的第二恒磨牙有重要影响。由于大多数智齿是前倾阻生的，约呈45°角顶在第二磨牙上，从而形成一个牙冠夹角，容易嵌塞食物，久之导致第二磨牙龋坏，甚至导致牙髓炎，从而影响第二磨牙的寿命。

既然临床上都主张智齿必须及时拔除，那么，是不是凡是智齿都必须"开除牙籍"强行令其"下岗"呢？那也并不是绝对的。当然，一般情况下智齿都要拔除，但对个别情况也要分别对待。下面提出哪些情况该"下岗"，哪些情况可"酌情留用"的参考意见。

"下岗"对象

（1）智齿牙位不正常，与邻牙形成间隙者。

（2）智齿牙位虽正常，但智齿牙冠有骨组织或牙龈瓣覆盖，经常发生冠周软组织发炎、肿胀、疼痛者。

（3）智齿已龋坏，或发生牙髓炎，又不便进行牙体牙髓治疗者。

（4）因正畸需要，如预防后牙向前移动和防止前牙拥挤加重者。

"留用"对象

如果站在医生的立场，通常会建议你即使没有下列情况也应把智齿拔掉，以避免产生后患。不过，如果你觉得智齿没有妨碍你，那么，你可以自己决定到底要不要拔掉它。智齿的"留用"对象为：① 智齿的位置比较正，预计能正常萌出者。②智齿冠周软组织没有发炎和疼痛史，智齿没有龋坏者。③ 有对咬牙的智齿。

总之，智齿是拔是留，必须以牙科医生的医嘱为准。据统计，50%的人有智齿的存在，在16岁左右陆续萌出。由于此牙刚萌出时牙根尚未完全形成而易于拔除，并且此时拔除智齿避免了造成第二磨牙及机体的损害，可以说尽早拔除是最佳治疗方案。有口诀提示曰：智齿生来无用处，排挤"邻居"惹众怒；医生主张早拔除，免得成为"钉子户"。

舌　痛

舌头痛警报脑卒中
——贫血较严重，可伴舌头痛

　　年近花甲的张先生患有轻度高血压，尚未使用降压药，但是能够坚持低盐饮食，然而未注意低脂食物，无任何明显的自觉症状，总体自我感觉良好。然而，临近春节的一个早晨，他突然感觉舌痛不适，自以为是缺乏维生素 B_2 导致的舌炎，忙去药店买来核黄素内服，服用几天，不仅症状并未减轻，疼痛反而加重。于是又自以为是"上火"引起的，连忙找来牛黄解毒丸内服，可是服药后症状依然如故。无奈，只得到医院去看医生。医生询问了病情经过及进行体检后，给他开了一张"头部 CT"检查单，检查结果证实了专家的推断，确诊为脑栓塞。张先生十分不解，老人舌痛与中风（脑卒中）有何联系？殊不知，老人突然舌痛有可能是脑血栓的信号。

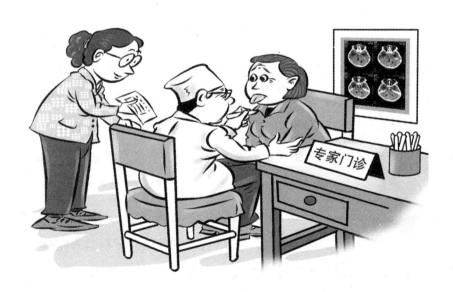

　　日常生活中，许多老年人都把舌痛不当回事，常认为是上火生疮所致，但临床医学观察表明，舌痛的病因可轻可重，尤其是老年人，有些情况下可能是全身性疾病如尿毒症、糖尿病、重金属中毒和严重贫血的表现，有时甚至还是脑卒中的前兆，必须引起高度重视和警惕。

舌痛要当心

（1）严重贫血：包括缺铁性贫血和巨幼细胞性贫血。严重贫血时口腔黏膜和舌乳头由于代谢障碍，上皮细胞会出现异常改变，从而产生舌痛和萎缩性舌炎。同时还可合并口舌黏膜溃疡、口角炎、口腔真菌感染、味觉减退等症状和疾患。这些症状在贫血得到纠正后会得到改善。

（2）尿毒症：舌痛可能是此类患者的最早和最常出现的症状。除了舌痛，患者还可能有舌炎、口有尿臭味和口腔黏膜溃烂，此前还可能有厌食、恶心呕吐、腹泻等消化道症状。产生舌痛的原因有两个方面：一是由于患者的肾脏不能有效地排出体内的代谢废物，使得毒性物质潴留，如对神经系统有害的胍类物质增多，可分解产生的碳酸铵和氨，对舌黏膜会造成不同程度的损害。二是尿毒症患者大多伴有严重贫血，贫血也会加剧舌痛。

（3）脑血栓形成：有些老年人经常无明显原因地出现舌痛，但舌头表面无破损也无溃疡，舌痛出现在舌的根部或两侧缘，这种舌痛又称舌微血管炎性舌痛，多见于50岁以上的中老年人，尤以60岁以上的女性居多。研究表明，舌的血液循环相当丰富，舌黏膜呈半透明状，血液成分的微小变化，可以在舌头上迅速反映出来。据研究发现，舌微血管的这种变化与全身动脉硬化、血脂增高和血液黏稠度增高密切相关。凡发生舌痛的老年人，大多数患有动脉硬化与高脂血症，100%的患者血黏度增高。这说明舌痛的老年人存在着微循环障碍，血液供应不足，使舌体局部静脉淤血，产生丙酮酸等多肽类代谢产物，刺激舌神经，从而产生烧灼样疼痛。因此，倘若老年人无明显原因地出现舌疼痛，即舌头表面无破损也无溃疡，但舌根或两侧舌缘出现烧灼样疼痛，应警惕有脑血栓的可能，应及时去医院进行口腔检查和全面检查，并及时给予相应的治疗。

（4）糖尿病：大约有1/3的隐性糖尿病患者可以出现原因不明的舌疼痛，舌背中央呈菱形的乳头缺损（即舌背上无舌苔覆盖）称为菱形舌炎。

由此可见，出现舌痛症状时，如果舌头没有炎症或破损，应当考虑到"口外"的全身性疾病引起的舌痛。若是老年人，则应想到是脑卒中（脑血栓形成）的警报，必须及时到医院就诊。有诗句奉告曰：舌痛对人敲警钟，贫血尿毒要当心；脑栓形成糖尿病，预报将会脑中风。

牙龈异常

牙龈肿原因有多种
——牙龈见蓝线，"铅毒"便露馅

医学上将围绕并覆盖在牙齿周围的软组织称为牙龈，牙龈（发音为 yá yín）又称齿龈。"龈"字由"齿"和"艮"组成，"艮"的含义为"边界"，"齿"与"艮"联合起来表示"牙齿的边界"、"牙齿与牙床的分界处"，故"牙龈"或"齿龈"是指介于牙齿和牙床之间的血肉组织。

牙龈异常，最常见的疾病是急慢性牙龈炎，其表现为牙龈出血、红肿、胀痛，继续发展侵犯硬组织，产生牙周炎，包括牙龈组织的炎症及全身疾病在牙龈的表现。这里，着重介绍铅中毒的牙龈"铅线"和药物等引起的牙龈增生。有口诀曰：牙龈见有蓝黑线，慢性铅毒已出现；药物导致齿龈肿，苯妥英钠最常见。铅中毒患者若忽略观察牙龈的"铅线"，有时容易误诊，请看下面的病例。

一位 35 岁的工人，因持续性腹痛、腹胀，频繁恶心、呕吐，伴脐周阵发性绞痛、便秘 5 天在厂职工医院治疗。厂医院先按急性胃肠炎治疗，但是病情未有改善，遂以"腹痛待查"转到市属医院。市医院接诊医生进行检查，患者血压 136/68mmHg（18/9kPa），表情痛苦，面色苍白，心肺未见异常，肝脾未触清，全腹压痛，无肌紧张及反跳痛。腹部 X 线透视见中上腹肠腔积气，较多液平。考虑麻痹性肠梗阻、急性腹膜炎，用抗生素、激素、胃肠减压、解痉止痛治疗 7 天，病情仍无好转，准备行手术探查。术前追问病史，患者自诉系某造船厂铆焊工，有红丹（Pb_3O_4）密切接触史，遂详细检查齿龈，发现齿龈有铅线，于是即查尿铅为 1.18μmol/L，尿紫胆原（＋＋＋）。确诊为职业性亚急性铅中毒、铅绞痛，经依地酸二钠钙驱铅治疗，次日腹痛即减轻，第五天腹痛消失。共驱铅治疗 3 个疗程，尿排铅量最高值达 9.41μmol/L。2 个月后患者痊愈出院。

这是一例铅中毒病例，患者在齿龈缘见有铅线。齿龈铅线是铅中毒在口腔里的特征性表现，是沿着牙龈乳头边缘上发生一条约 1 毫米的蓝灰色或蓝黑色"铅线"，口腔不清洁的人这条铅线特别明显。这种色素也可以发生在口腔局部黏膜上形成较大的铅斑。从事与铅接触工作的人，应当经常观察自己的齿龈，如发现"铅线"就要及时到医院检查。

通过观察齿龈获得疾病的相关信息，还有另一个症状就是牙龈增生。牙龈增生是指某些由于局部刺激以外的因素引起的牙龈非炎症性增生，包括药物性牙龈增生和遗传性牙龈纤维瘤病，多伴发牙龈慢性炎症。

药物性牙龈增生是长期服用某些药物引起的牙龈实质性增生，主要有抗癫痫药苯妥英钠（大仑丁）。近年来有报道环孢菌素、硝苯吡啶（心痛定）也可引起牙龈增生。牙龈增生一般始于服药后 1 年内，初起牙龈乳头或边缘龈呈小球状，突起于牙龈表面，逐渐增大相连，覆盖于部分牙齿表面（约牙冠的 1/3 左右），少数较甚者波及附着龈，妨碍咀嚼。增生的牙龈质地坚实而略有弹性，呈桑椹状或分叶状，淡粉红色，不易出血，无痛，增生的牙龈可使牙齿移位。当伴发牙龈炎时牙龈松软，暗红或深红色，易出血。此病只发生于有牙区，通常发生于全口牙龈，在上、下前牙区较严重。拔牙后或停药数月内，增生的牙龈组织可自行消退，彻底行洁治术也有助于增生组织的消退。如停药后有不能恢复的较严重的增生性病变，可行牙龈切除术或修整牙龈外形。

遗传性牙龈纤维瘤病是一种罕见的良性增生性疾病，又称为家族性或特发性牙龈纤维瘤病，病因不明。一般在牙齿萌出后（少数在乳牙期），牙龈即出现普遍增生，波及龈乳头、边缘龈及附着龈，甚至直达膜龈联合。增生的牙龈色泽正常，坚实，光滑，呈结节状，点彩明显，不易出血，无痛，增生的牙龈覆盖于牙齿一部分，甚至全部牙齿表面（约牙冠的 2/3 左右），并可使牙齿移位。小儿有时可出现牙齿萌出困难。治疗以手术切除为主。若不注意口腔卫生，术后可反复发作。若术后保持良好的口腔卫生，可不复发或复发极慢。复发后仍可手术治疗。

心血管系统症状

发 绀

指甲蓝显示身发绀
——发绀非小恙，警示太缺氧

绀（发音 gàn），乃是红青微带红的黑色。所谓发绀则是血液中还原血红蛋白增多所致的皮肤黏膜呈青紫的现象。通常毛细血管血液中还原血红蛋白超过50 克/升就可形成发绀。

出现发绀（紫绀），提示心肺疾病（如哮喘发作引起的呼气性呼吸困难、心力衰竭、发绀型先天性心脏病等）。此外苯胺、硝基苯和亚硝酸盐等中毒，引发变性血红蛋白病，也可引起发绀。急性左心衰竭引起肺水肿出现发绀，往往危及生命，必须及时救治。有诗为证：指甲发蓝嘴唇乌，哮喘发作气难呼；发绀类型"先心病"，左心衰竭命堪忧。

我们形容一些人名气很大，人气很旺，说是"走红"，突然走红，便称为"一夜走红"或"一炮走红"。如果特别"红"，便说是"红得发紫"。然而，我们的身体，却不能"红得发紫"，因为人体"发紫"，是一种病征，医学上称为"发绀"。发绀是指皮肤和黏膜呈青紫颜色，常以口唇、舌、口腔黏膜、鼻尖、颊部、耳垂和指（趾）末端最为明显，主要因缺氧或其他原因引起的血液中血红蛋白异常所致。在正常情况下，皮肤是白里透红或微带棕色透红，面部、手掌和耳壳等处最为明显。口唇、口腔和睑结合膜、甲床都呈红色。当这些在正常时候是红色的部位，转变成紫色或青紫色，就称作发绀。发绀是一种症状，可由许多疾病引起。

皮肤和黏膜的颜色随血流的颜色而变化。血液的红色是由于红细胞内含有血红蛋白。当血红蛋白充分地和氧结合，成为氧合血红蛋白时，它的颜色是鲜红的；当它放出了氧，成为还原血红蛋白时，颜色就变为暗红。动脉和毛细血管里的血，含氧合血红蛋白多而还原血红蛋白少，因此它的颜色鲜红，透过薄的黏膜和半透明的指甲，红色仍明显。皮肤较厚，且含有色素，因而是白里透红或微棕色透红。静脉血因含还原血红蛋白多、氧合血红蛋白少，所以它是暗红色，透过皮肤，就呈现青紫色。手臂上一条一条的所谓的"青筋"就是静脉。苯胺、硝基苯和亚硝酸盐等化学品可使血红蛋白变为变性血红蛋白，这种血红蛋白本身就是紫色的。因此，凡黏膜、指甲和皮肤里的毛细血管和小动脉里血液的氧合血红蛋白减少，而还原血红蛋白增多或出现变性血红蛋白的时候，都会出现发绀。

可引起发绀症状的疾病

（1）呼吸系统疾病：呼吸系统是使血红蛋白能够和氧结合，成为氧合血红蛋白的地方，凡能阻碍血红蛋白和空气接触的任何支气管和肺的疾病，都可使全身动脉血的氧合血红蛋白减少，还原血红蛋白增多，产生发绀。这些疾病包括喉部或气管阻塞（如痰液阻塞、气管异物）、支气管哮喘、严重的慢性支气管炎和重症肺部疾病（如肺结核、肺炎、肺尘埃沉着病、肺气肿、肺水肿等）。空气里氧含量不够，如在高空，即使呼吸系统是健康的，也会因为血红蛋白不能充分氧合而产生发绀。

（2）循环系统疾病：① 发绀型先天性心血管疾病。有些先天性心脏病在心脏内或大血管之间有不正常的通路，使右半边心脏里未经氧合的血，不经过肺而直接流到左半边心脏和主动脉里去，因而动脉血里混进了许多还原血红蛋白，产生发绀。常见的有先天性发绀四联症、肺动脉高压性右至左分流综合征和肺动静脉瘘等。② 心力衰竭和休克。这时心脏排出的血液减少、血液循环缓慢、静脉里血液淤积，尤其肺里的淤血可以阻碍血红蛋白的氧合，同时血液经过周围组织时氧的消耗又增多，所以血里还原血红蛋白多，产生发绀。③ 局部血液循环不畅。血液在局部停留时间长，氧被过多地消耗，局部可出现发绀，如暴露在寒冷环境中，血管遇冷收缩，局部血液循环不畅，唇、耳、鼻尖、手指和足趾处可出现发绀。阵发性肢端动脉痉挛时，四肢肢端血管收缩，可引起手指和足趾的发绀。

（3）其他：① 真性红细胞增多症。这种病乃红细胞数量显著增多，部分血红蛋白得不到氧合的机会，还原血红蛋白多，产生发绀。② 中毒。苯胺、硝基苯和亚硝酸盐等中毒，产生变性血红蛋白病，引起发绀。有些人，特别是儿童进食大量变质的青菜（如隔夜的青菜）可引起亚硝酸盐中毒，出现发绀，称作"肠原性青紫症"。

发绀也可助判病

发绀的范围、程度和发生的时间可以帮助判定是哪些疾病所引起的。

（1）全身性的发绀，伴有呼吸困难的，是呼吸系统疾病、心力衰竭或先天性心脏血管病所致；没有呼吸困难的，可能是变性血红蛋白病或真性红细胞增多症。身体末端的发绀，伴有四肢冷，血压下降的是休克所致；有阵发出现肢端发绀病史的，是阵发性肢端动脉痉挛病。

（2）发绀极为明显的都是先天性心脏血管病和慢性肺源性心脏病。患者往往有手指和足趾呈鼓槌状的表现，红细胞计数显著增多；变性血红蛋白病有时发绀也很明显，但没有手指呈鼓槌状的表现。真性红细胞增多症一般发绀比较轻。呼吸系统疾病所引起的发绀，一般属中等程度，手指可呈现轻度的鼓槌状，红细胞计数有中等程度增多。

（3）自幼就有发绀者多数是先天性心脏血管病。如果接触苯胺或硝基苯等后才出现发绀的，就可能是化学品或药物中毒了。

由此可见，全身或末端出现发绀一般都是比较严重的疾病，当发现全身或唇、颊、耳垂、甲床"发紫"时，必须及时就诊以明确诊断。急性心衰、休克、中毒引起的"发紫"还要及时救治，以免危及生命。

伤 风

"嗜心毒"引起心肌炎
——"伤风"会伤"心"，不可不留心

"伤风"看似"小菜一碟"，都认为是风寒"逗你玩"而不在意。其实，引起"伤风"的病毒会打进你的心脏而令你发生病毒性心肌炎，可以出现心力衰竭、心律失常甚至危及生命。故有口诀曰：偶遇风寒"小伤风"，药店买来"感冒通"；岂料心跳脉不整，原来伤风也"伤心"。

"伤风"是人们最熟悉的"家常小病"，据统计，成年人平均每年要"伤风"3～4次，儿童则多达6次以上。"伤风"作为症状，它主要包括发热、咳嗽、流涕等病征，人们把这些现象作为一种疾病，称为普通感冒。其实"感冒"一词，并非来自医学，而是来自古代官场借口请假的托词。我们翻遍中医经典，均无"感冒"一词，原来这一名词的直接源头却在官场。

南宋年间，馆阁（中央级学术机构）设有轮流值班制度，每晚安排一名阁员值宿。当时值班阁员开溜成风，开溜的名堂，代代阁员约定俗成，在值班登记簿上均写为"肠肚不安"。一位名叫陈鹄的太学生，硬被拉去馆阁值宿。他开溜时，偏不循例照写"肠肚不安"，却标新立异大书"感风"二字。陈鹄之所以发明出"感风"这个新奇用语，自有客观原因。在很长时期内，中医对病因的表述都不规范明晰。南宋医学理论家陈无择首次把引致百病的病因区分为外因、内因、不内外因三大类；就外因而论，又区分为六淫，即风、寒、暑、湿、燥、火等六种反常气候变化。陈鹄对他的同时代人陈无择尚未获得张扬的新学说显然已有了解，故而在开溜时便卖弄小聪明，随手借来六淫之首"风"，并前缀以"感"——感者，受也。陈鹄所创先例，为其后数世官场不时因袭，迨至清代，却发生突破性形变。

却说清代官员办毕公事请假休息，例称请"感冒假"。"冒"——透出也。"感冒假"作为一个意义总体，可作如是阐释：本官在为该公务操劳之际，已感外淫，隐病而坚持至今，症状终于爆发出面！故而不得不请假将养。

感冒是一种古老的疾病，自古以来，不论是东方还是西方，人们总是把感冒和寒冷联系在一起，都以"着凉"来给它命名：中医称它为"伤风"，西医也同样认为是着凉所引起。感冒的英文是"cold"，意思就是"冷"。其实，"着凉"仅仅是感冒的诱发因素，而引起感冒的病原是病毒。近年的医学专著，都没有把"感冒"列题论述，而是把它归入病毒感染章节来描述。因此，在这里姑且也把它当作一组小症状。

病毒逞凶，伤风也可"伤心"

多种病毒感染均可引起心肌炎，据报道大约在 24 种以上，其中以引起肠道和上呼吸道感染的各种病毒最为多见，故又称其为"嗜心性病毒"。如柯萨奇病毒（B 组和 A 组）、埃可病毒、脊髓灰质炎病毒、流感病毒和副流感病毒等，特别是柯萨奇病毒 B 组引起的心肌炎最多见。这些病毒在侵犯呼吸道和肠道的同时，也可以侵犯心肌，这就是为什么有的人在感冒或腹泻后不久，会出现心慌等症状的原因。近年来，病毒性心肌炎的发病有逐渐增多的趋势，故越来越引起人们的重视。所谓病毒性心肌炎，即嗜心性病毒侵犯心肌，造成心肌细胞变性、坏死和间质炎症。人体遭受病毒感染后，多数并不发生心肌炎，当机体抵抗力下降时，病毒急剧繁殖，大肆进攻，直接损害心肌，遂酿成心肌病变。

气短心跳，心脏受袭"信号"

病毒性心肌炎多在青少年中发生，成人的好发年龄为 20～30 岁，男性多于女性。其病情轻重不等，轻者仅表现为心跳加快，有的甚至"不知不觉"；而重者则会招致心率紊乱、心力衰竭，甚至有生命危险。

病毒性心肌炎患者往往先表现为感冒的一般症状，如：① 发热、全身不适等全身症状。② 咳嗽、咳痰、咽疼、流涕等呼吸道症状。③ 恶心、呕吐、腹疼、腹泻等消化道症状。有的是以②为主，有的是③明显，有的则②、③均可出现。所有患者都有不同程度的全身症状。这些症状逐渐好转或慢慢消失，大约经 1～3 周后，病毒性心肌炎则开始"闪亮登场"：出现心悸、胸闷、气促、心前区不适或疼痛，严重者可有晕厥或心力衰竭，这些都是病毒"攻心"而从心脏发来的"求救信号"。所以，当感冒症状减轻或者消失后，出现上述心脏的"求救信号"，就应及时到医院诊治，以防不测。

心脏受侵，表现"四不顺心"

病毒性心肌炎，可与感冒症状同时出现，虽然它们"同台表演"，但因感冒症状明显，则会掩盖心脏的"灾情"而让人失去警惕。多数病例则是感冒、腹泻等症状发生 1～3 周后出现心脏症状。其主要临床表现为"四不顺心"：

① 心慌心跳"不安心"——患者可出现心跳过快或过慢（心率增速与体温不相称或心率异常缓慢），医生检查还可发现心音的改变及心脏出现杂音。② 胸闷气短"不舒心"——患者可出现胸闷，心前区不适或疼痛，严重者可有晕厥或不能平卧、气促等心功能不全的表现。③ 心律失常"不齐心"——绝大多数患者均可出现心律失常，以房性早搏、室性早搏、传导阻滞等为常见，患者会感觉心跳"很乱"，可通过做心电图得到证实。此外，如果心电图有 ST－T 改变，则表明有心肌损害或心肌缺血。④ 心脏扩大"变粗心"——患者可出现心脏扩大，X 线检查可见心影暂时扩大，不久即恢复，重者心影扩大恢复较慢。除了这"四不顺心"，急性期血常规可见白细胞计数升高，血沉加快，部分患者还有心肌酶学的变化和抗心肌抗体阳性等。

积极防治，千万不可大意

感冒引起"伤心"，一般有这样一个前提，即感冒后不注意休息，超负荷工作、熬夜，甚至参加剧烈的体育运动，在这种情况下，感冒病毒就有可能侵入心肌。有些患者就是没有把感冒当回事忽视休息和积极治疗而发病的。因此得了感冒要保证充分的休息和睡眠，注意摄入足量的氨基酸、维生素 C 和水果，一般就不容易导致病毒性心肌炎。

本病在治疗上至今尚无特效药物，一般采用对症及支持疗法。① 充分休息。一旦确诊，即应卧床休息，患者应卧床休息直到症状消失、心电图与扩大的心脏恢复正常，一般需要 3 个月左右。② 控制原发病毒感染。近年提出用干扰素或干扰素诱导剂来防治心肌炎。③ 酌情应用改善心肌细胞营养与代谢的药物，如维生素 C、维生素 B_1、维生素 B_2 及辅酶 A、辅酶 Q_{10}、细胞色素 C、肌苷、三磷酸腺苷等静脉滴注。④ 肾上腺皮质激素。由于其可抑制干扰素的合成和释放，故对一般患者不提倡使用，但对重症患者仍宜使用以使之度过危险期。⑤ 对于心律失常、心力衰竭等症，则应根据具体病情进行治疗，给予抗心律失常、抗心衰药物等。⑥ 中医药在治疗病毒性心肌炎方面有一定独到之处，很多患者服用中药后病情得以痊愈。

病毒性心肌炎绝大多数经过充分休息和适当的治疗后可以痊愈且不留后遗症。极少数重症患者在急性期因严重心律失常、心力衰竭或心源性休克而死亡。

少部分患者可遗留"早搏"、心脏持久扩大等后遗症。应该指出的是，感冒"袭心"引起病毒性心肌炎的发病率大约为5％，多数感冒患者是单纯感冒而不会发生心肌炎的，即使出现心肌炎，只要早期发现，及时治疗，预后也是良好的。因此，也不要一患感冒就惊慌失措而惶恐不安。

老年低血压

别忽视老年低血压

——老人血压低，风险可不低

老年人害怕患高血压，因为老年高血压容易并发脑卒中。其实，老年人长期低血压也有高风险。直立性低血压常常在起夜时突然晕厥而跌倒，有的因此而发生骨折。夜间血流缓慢，低血压就老年人来说更容易发生脑血栓（脑卒中）。有些老人还会发生老年痴呆症，外出迷路而失踪，让家人急得四处张贴"寻人启事"，有的还找不回来而成为"流浪者"。于是有打油诗作告白：老年长期血压低，切莫小觑不就医；夜间晕厥脑血栓，外出失踪脑子"痴"。

众所周知，高血压会累及心脑血管而威胁患者的生命；众所不知，低血压对患者（特别是老年人）也存在不可低估的风险。患慢性低血压的老年人，可因晕厥跌倒而致骨折；可因夜间血压更低和血流缓慢而发生脑血栓；可因长期脑缺血而发生老年痴呆症。此外，有20％左右的帕金森病患者会出现直立性低血压，因此，对老年低血压患者，也应警惕是否由帕金森病所致，以便及早有针对性地进行治疗。

所谓低血压，是指成人血压低于90/60mmHg，老年人低于100/70mmHg。其发生率为4％左右，老年人群可达10％。老年人低血压的风险要比中青年人高得多，下有病例为证。

例一　张老发现血压偏低已有多年，某日到图书馆查资料，久蹲在书架前面，当他查完资料站起来时，突然感到眼前发黑，视物不清，天旋地转，身体支撑不住而跌倒在地上，虽然片刻醒过来了，但却发生左侧股骨颈骨折。

慢性低血压的原因有三：其一是体质性低血压（与遗传和体质瘦弱有关）；其二是直立性低血压（变换体位而发作）；其三是继发性低血压（多种全身性疾病可伴有低血压）。张老是属于直立性低血压。这种低血压乃患者从卧位、蹲位或坐位突然改变到直立位时，或长时间站立时出现血压突然下降超过20mmHg即可出现明显症状，如头晕、视力模糊，甚至晕厥。

直立性低血压的风险在于变换体位而发生晕厥。由于老年人多有骨质疏松，骨头经不起"摔打"，跌倒便容易发生骨折，而老年人股骨颈骨折需卧床几个月，长期卧床又会出现诸多并发症。老年患者若在公路上发生晕厥，往往容易被车辆撞翻或碾压而酿成惨剧。

例二　刘老太发现低血压已有不少年头，血压总在90/60mmHg以下，近来检查发现血脂偏高，因无任何症状而不在意。今年除夕在吃年夜饭时吃了不少油腻菜肴，享尽口福后安然入睡。岂料翌晨起床却发现右侧手脚软瘫，右侧嘴角直淌口水，且讲话不清。老伴赶紧送她到医院急诊，经CT检查确诊为"脑梗死"。

老年低血压患者容易发生脑卒中，乃因老年人多有不同程度的动脉硬化，不仅血管的弹性差，而且血管比较狭窄，血管壁粗糙而影响血流通畅运行。有的患者还有高血脂，血液黏稠度高。当血压较低时，脑血流速度缓慢，使本身黏稠度偏高的血液易在已发生硬化、粗糙的血管壁上形成血栓。晚上睡觉时尤易发生脑卒中（中风），因为通常夜间血压比白天低，睡眠时血流速度比清醒时慢，此时，血液中的一些成分（如血小板、胆固醇、纤维蛋白等）更易沉积，便可发生脑血栓（脑卒中）。显然，年夜饭为刘老太的血液黏稠度"加油"，结果因福（口福）得祸（中风）。

例三　罗老伯年逾古稀，他长期低血压而没有什么不适。不过，老伴和子女发现他近来记忆力明显减退，事情说忘就忘，进屋拿东西，进去站了半天又想不起究竟干啥，常常丢三落四，数钱也数不清。家人只好送他去医院就诊。接诊医生详询病史及检测其认知和判断能力后，认为罗老伯是多年低血压引起的老年痴呆症。

近年来的国内外研究发现，长期低血压可使脑供血不足，长期脑供血不足可导致脑细胞损害，加速脑萎缩，影响脑功能而导致老年痴呆症。斯德哥尔摩的研究人员发现，老年人整体血压下降造成的脑部缺血会加速老年痴呆症的进程。研究人员从 1987 年开始对 947 个未患老年痴呆症的中老年人进行了长达 16 年的追踪研究发现，在患有低血压或血管疾病的患者中，收缩压下降超过 15 个点患老年痴呆症的风险会增加三倍。

老年性低血压以综合治疗为主，包括起居、饮食和药物治疗。

日常起居应注意

（1）避免过度紧张和疲劳，保证充足睡眠；床头抬高 20～30 厘米可降低肾动脉压，有利于增加肾素的释放，提高血循环量。

（2）避免长期卧床、长久站立，体位变化不宜过快，夜间如厕时，应先在床旁坐一会再站起，或用夜壶小便。

（3）穿弹力长袜，有助于下肢静脉血回流，提高血容量。

（4）加强锻炼，适量运动。可选择一些缓和的运动，如步行、慢跑、打太极拳等。

改善低血压应注意调整饮食

（1）适当增加食盐用量以改善患者的低血容量。

（2）多饮水可增加血容量，以提升血压。

（3）适当饮用低度酒也有升压作用。

（4）增加营养，可适当食用有利于调节血压的滋补品，如人参、黄芪等。

药物治疗不可缺

药物治疗要在医生指导下进行。升压药物治疗，可试用氟氢可的松、消炎痛（吲哚美辛）、麻黄素、苯丙胺、恢压敏（美芬丁胺）等西药，亦可用人参、附子、黄芪或八珍汤、生脉散，西洋参片含化、嚼服，可提高血压。若患低血压的老人同时有高血脂、高血液黏稠度者，则必须使用降脂药物和活血化瘀药物，以防发生缺血性脑中风。

呼吸系统症状

干 咳

干咳声警报肺"遇险"
——长期患干咳，肺中有"黑客"

干咳是非常常见的症状。咽喉或气管、支气管以及肺部疾病，均可出现以干咳为主的症状。不明原因的长期持续干咳，应当考虑肺部来了"不速之客"——肺癌。如果烟民出现刺激性干咳，就必须去拍胸片或做 CT 检查，以免肺癌漏网。有诗曰：持续干咳不寻常，"黑客"入肺"搞名堂"；烟民经久"刺激咳"，当心肺腑闯进"狼"。

据《扬子晚报》报道：25 岁的刘敏（化名）来自盐城农村，即将研究生毕业，已在上海找到理想的工作，可就在这个节骨眼，刘敏意外查出了晚期肺癌。事情经过时这样的，刘敏突然出现无明显诱因的干咳，锁骨上淋巴肿大，吃了消炎药总是没好转，去南京某专科医院做了检查，可是却没找到原因。刘敏考虑自己有结核病家族史，于是准备先回盐城当地医院看看，吃了一段时间的抗结核药后，症状反而更加重了。刘敏时常感到乏力、气短，体重也明显减轻了十多斤。刘敏的家人感觉不对劲，于是带刘敏又做了胸片、CT 及纤维支气管镜检查，经活检做病理检查，结果显示为晚期肺癌，并且已经出现了多发性的转移。

大家都知道，咳嗽无痰称作"干咳"，有些人受了风寒或吸入刺激性气体会出现几天的咳嗽，但是持续时间不会太久。有些烟民由于每天吸烟之故，可能长期有轻度的干咳。但是，如果一般人没有任何原因出现持续 2 个月以上的干咳，那就要考虑到是否患了肺癌。临床观察发现，不明原因的干咳，是肺癌常见的首发症状，约90%的患者早期有此症状。

烟民平时可能出现轻度的干咳，但通常不是"刺激性"的干咳，长期吸烟者如果出现刺激性干咳就要提高警惕，这也许就是肺癌的早期症状。肺癌好发年龄在45岁左右，但临床上小于40岁的青年患者也屡见不鲜。早期肺癌症状不典型，比较轻微，容易被忽视。最主要的症状是刺激性咳嗽，大多为干咳或咳少量白色泡沫痰，易被误认为伤风感冒、肺部炎症、结核等。有吸烟习惯的人，本来就常有轻微咳嗽，故常被忽视，直到咳嗽持续不愈，方才就医。其他常见症状还有血痰，常为痰中带血点、血丝，偶然或断续地咯血；有的出现发热及胸痛；癌肿长大压迫支气管时，会造成呼吸不同程度的阻塞，患者会出现胸闷、气促等症状。不少患者早期会出现胸痛，但多为隐隐钝痛；患者也可出现身体消瘦等。

　　因此，无论男性还是女性，40岁以上、吸烟、生活或工作中长期接触污浊空气、有家族史者，应该充分警惕无故刺激性干咳及痰中带血等症状。若出现这些症状就应及早就医，进行胸片、痰液、纤维支气管镜、胸部CT、经皮肺穿刺等检查，还可以做血液化验。有时一次查不清，要反复检查，直到查清楚为止，不让肺癌漏网。

咳　痰

病不同痰色也不同
——痰色能"报信"，察痰可辨症

　　上面谈到干咳，现在谈谈"咳痰"——谈谈痰。我们通常笼统地用咳嗽来表达干咳或咳痰。然而，传统医学则把咳嗽一词分解为"咳"与"嗽"。中医称"咳"一般指"有声无物"的"干咳"。中医称"嗽"则是"有声有物"的"咳痰"，既有咳，又有咳痰。

　　咳嗽是否有痰，对于疾病的诊治是有所区别的。干咳与咳痰用药也有不同，因此，患者就医必须向医生交代是否有痰，痰的颜色和性质，痰量有多少等，以便医生对症下药，否则可能导致误诊误治。这里，不妨"转播"一则贪官看病的逸闻。

据说有位贪官因为咳嗽前往医院就诊，医生问他咳嗽多久？答曰："已有一周。"又问："痰有多少？"贪官误听为"贪有多少？"不禁心头一惊，暗想这医生咋会知道我有贪腐行为？兴许他对每个来看病的官员都"例行"追问是否廉政，于是赶紧答道："一点贪都没有！"其实他不仅咳嗽，而且咳痰不少。医生接着告诉他："有痰不吐出来，将有不少麻烦！"贪官以为医生警告他要把所贪的钱物"吐"出来，于是向医生再三说明自己确实没有贪（痰）。医生根据患者只咳嗽无咳痰的主诉，按干咳给他开了咳必清（喷托维林）让他服用，可是服用多日均不见效。原来，咳必清只有镇咳作用，咳嗽有痰必须通过祛痰才能止咳……

汉字的"痰"，由"疒"与"炎"组成，说明痰是因为各种感染引起的炎症而形成。我们可以从痰的性状和颜色发出的"信息"来判断炎症来自哪种病原和疾病，由此便能获知"险情"而及时诊治。有诗写道：痰质痰色寻病源，痰带血丝"痨病"缠；大叶肺炎铁锈色，"支扩"痰液分三层。

痰液是呼吸道（支气管、气管、喉、鼻）黏膜分泌的黏液。正常情况下，呼吸道黏膜分泌少量黏液，起到保持呼吸道湿润的作用。黏液还可以起屏障的作用，它可以黏住侵入呼吸道的病菌和灰尘、异物等，因为黏液含有大量的"溶菌酶"，可以杀死病菌。正常人一般是不咳痰的，只有少数人清晨起床可有少量痰液咳出，其色清而透明，属正常现象。当呼吸道发生异常改变时，或同一疾病的不同时期，痰液量、质、味等就发生改变。因此，日常生活中如果细心观察这些变化，就可以辨别疾病。

望痰的颜色

咳痰是肺部及气管、支气管病变的常见症状，痰液的颜色往往能帮助疾病的诊断，某些疾病会出现具有"特'色'"的痰，比如铁锈色痰就是肺炎双球菌引起的大叶性肺炎的"名牌"产品，可以说是大叶性肺炎的"标志"。各色痰液及相应的病症如下。

（1）白色黏性痰液：多为透明痰液或略呈白色，较稀，一般由于感冒或轻度气管炎引起，健康人体也会有少量白色痰液。

（2）黄色脓性痰液：由于肺部化脓感染引起，一般是肺炎、支气管炎、肺脓肿或支气管扩张导致的继发性感染，这种痰相对白色黏性痰液炎症较重。

（3）黄绿色痰：由绿脓杆菌感染引起，出现这种颜色的痰应尽早去医院做痰培养查明原因。

（4）铁锈样痰：大叶性肺炎的痰色为铁锈样，多伴有呼吸困难、胸痛等症状，多是由肺炎双球菌、葡萄球菌及肺炎杆菌引起。

（5）血性痰：血性痰可分好几种情况——一种是痰中带鲜红血丝，多见于肺结核或支气管扩张，咽部有炎症时也可出现这种情况；第二种是黑色血痰，多见于肺梗死；第三种，粉红色泡沫样痰，见于肺水肿。另外，如果长期痰内带血或伴有胸痛、乏力、消瘦的症状，要警惕肺癌的发生。

（6）果酱样痰：提示肺部寄生虫疾病，如肺吸虫病。阿米巴肺脓肿也会出现这种情况。去医院进行化验检查，即可查明原因。

（7）黑灰色痰：吸入灰尘过多会咳出灰色痰，长期接触碳粉、煤沫、石灰等会导致肺尘埃沉着病。

（8）白色棉球样痰：见于白色念珠菌肺炎。

（9）黑痰：见于曲霉菌感染。

望痰的性状

（1）黏液性痰（即无色或淡白色透明的黏液状）：多见于上呼吸道感染、急性支气管炎、肺炎早期及慢性支气管炎，其痰多较黏稠，有泡沫。

（2）黏液脓性痰（即淡黄色块状）：多见于感冒、支气管炎及肺炎恢复期。

（3）浆液性痰（即稀薄透明带泡沫状）：多见于无严重合并感染的支气管扩张，痰量多，易咳出。

（4）浆液脓性痰（痰液静置后可分为三层，上层为泡沫，下悬脓性成分，中层为混浊黏液，下层为坏死组织沉淀物）：多见于合并感染的支气管扩张，痰以晨起为多。如伴有厌氧菌感染时，可具有恶臭味，患者常在变换体位时（如早晨起床或晚上睡觉时）咳嗽加重，痰液较多，这是因为支气管扩张感染以后，其黏膜遇到破坏，纤毛消失而失去了对分泌物的清除作用，引起分泌物的积聚，当改变体位时，分泌物接触到正常黏膜，引起咳嗽反向，使大量脓性痰液咳出。

（5）脓性痰（即黄色或黄绿色黏稠的块状或不透明的脓液状）：见于肺脓疡、支气管扩张或肺结核空洞、肺癌晚期合并感染时。

（6）血性痰（痰中带血丝、血块）：可有下面几种情况——鲜红血丝痰、粉红色泡沫样痰、黑色血痰等。

望痰的数量

（1）痰液少（但比正常时多）：可见于上呼吸道感染、急性支气管炎、肺炎早期。

（2）痰液多：量大可见于肺脓肿、肺结核并发空洞、肺水肿、支气管扩张等症，有时一天竟能吐出 500 毫升以上的痰液。

（3）痰液由少变多：提示疾病没有控制，或者有新的感染。

（4）痰液由多逐渐变少：提示病情趋向好转。

（5）痰液由多突然减少，若同时伴有体温升高等症状，很可能是支气管有阻塞现象，造成引流不畅。此时要引起重视，首先要查明原因，其次要加强呼吸道的引流措施，使痰液排出，而不是盲目地增加或更换抗生素。

小儿气管异物

堵气管面临"生""死""残"

——异物堵气管，生死一瞬间

近年来，有关小儿被异物堵住气管造成窒息死亡的案例颇多，不少患儿都是由于抢救不及时或不得法而造成恶果。且看下面三个病例。

据 2007 年 2 月 2 日《常州日报》报道：2 月 1 日下午 5 时 20 分，一位姓龚的两岁男孩，由母亲送到常州市第四医院抢救，医生检查发现患儿的咽喉部的气管入口已经完全被果冻堵住，虽然经过医院积极救治，还是未能挽救患儿的生命。

2007 年 04 月 14 日《重庆晚报》报道：一位名叫平平的 2 岁男孩由于软糖卡住咽喉堵塞气管，因窒息心跳停止 5 分钟，由于脑细胞缺氧坏死而成为植物人。

2009 年 3 月 10 日的《现代快报》报道，南京一个 15 个月的婴儿亮亮，误吃煮鸡蛋被蛋黄噎住了，母亲发现后竟拍其背想帮助亮亮把蛋黄吞下去，结果适得其反，越拍越糟，只得打的送医院。不幸的是，因为堵塞气管造成窒息，送到医院时亮亮已停止呼吸，医生虽然全力抢救，但已回天无力。

对于孩子发生气管异物，家长必须谨记一句警语："异物堵喉间，生死一瞬间"。因为当孩子发生气管异物时，若异物完全堵住气管，如不迅速排出异物，几分钟就可能窒息致命，假若延时排除异物，也可能留下真正的"脑残"！因此，小儿气管异物，争分夺秒进行抢救非常重要，应当就地抢救。必须切记这一口诀：气管异物不一般，生死病残一瞬间；现场急救最重要，争分夺秒抢时间。

气管异物为何小儿多发

气管异物多发生在 5 岁以下的小儿，其原因主要有以下几方面。

（1）幼婴不知食——幼婴知饿却不知食，而需喂食，2 岁之内的孩子不会自行进食。即使 3 岁以上的小儿，往往也不晓得哪些食物可吃，该怎么吃，当家长没有注意时，幼婴可能自取食物（如果冻、花生米等）而出事。

（2）稚童多好奇——小孩性情好奇，常将一些小型工艺品、玩具含在口里，这些物品容易滑落到气管里。孩子喜欢模仿成人的进食方式，亦易发生意外。

（3）嚼吞未成熟——孩子咀嚼和吞咽功能尚未成熟，成颗的黄豆粒、花生米、玉米、瓜子等不会嚼碎再吞，果冻、年糕、整个蛋黄常常囫囵吞下而梗喉致堵。

（4）气管进口小——小儿的气管进口比成人小得多，一颗黄豆、半粒花生米就可将进口堵塞。

（5）爱边闹边吃——较大的儿童喜欢嬉闹，有时与同伴边逗乐边吃零食，常常在嬉闹中使块状、成颗的食物或零食呛入气管。

（6）呛了不懂咳——当异物呛入气管时，孩子往往不会主动用力咳嗽将异物咳出。

小儿气管异物的危险性

异物堵塞气管可能有两种情况：一是异物完全堵塞气管，病儿的呼吸受阻，空气进不去也出不来，俗话说是"断气"，此时，病儿的表现是不断挣扎，顷刻便全身发紫，进而昏迷。如果不及时取出异物，那么，一时断气就会导致永远断气（死亡）。二是异物不完全堵塞气管。由于异物比较小，没有堵住气管入口而掉进气管，在气管内随着呼吸上下移动，或者掉进一侧支气管。此时，病儿便出现呛咳，呼吸困难。虽然这种情况不会马上致命，但也必须尽快将异物取出来。

上面的第一种情况极易危及生命，对其抢救是"十万火急！"抢救是否及时和得法，关乎患儿的安危，可谓"生死一瞬间"。完全堵塞气管的气管异物的结果，可能有三种情况：①立即死亡；②立即致残（多成为植物人）；③立即脱险，恢复正常。这三个"立即"，说明发病太急，救治要快。

小儿气管异物的救治

救治小儿气管异物必须牢记三个要点："抢天时——4分钟，争地利——现场抢救，夺人和——快而不乱！"

（1）抢天时：若异物完全堵塞气管，超过4分钟便会危及生命，即使抢救成功，也常会成为植物人，或留下失语、瘫痪等严重的后遗症。因此，当孩子的气管吸入异物时就必须马上进行紧急救护，千万不能等待。

（2）争地利：小儿气管异物，强调现场抢救。有的家长不进行就地抢救而只顾抱着孩子上医院，往往会使孩子"半途而'废'"——抱到半路就窒息死亡了（"废"了孩子的生命）。正确的做法是一边抢救一边拨打"120"求救。

（3）夺人和：发现孩子发生气管异物，自救要快速，行动不慌乱。注意"两不"：① 不要使劲拍孩子的后背，这样可能把异物振到气道的更深处；② 不要把手伸进孩子的嘴里，尤其不能伸进咽喉部位，这样可能把异物推到更深部位。

当异物呛入幼儿气管时，可采用以下两种方法尽快清除：① 倒立拍背法——倒提幼儿两腿，使其头向下垂，轻拍其背部。这样可通过异物自身的重力和幼儿呛咳时胸腔内气体的冲力，迫使异物向外咳出。② 推压腹部法（美国医生海姆里斯发明的"海氏法"）——让幼儿坐着或站着，家长站在其身后，

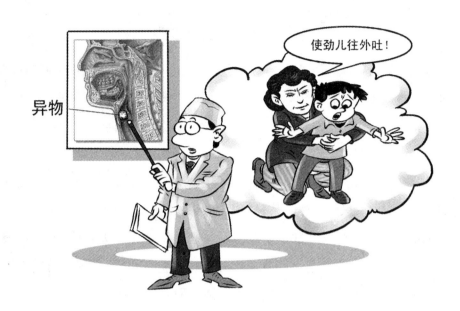

异物

使劲儿往外吐！

用两手臂抱住幼儿，手握成拳形，大拇指向内放在幼儿的肚脐与剑突之间，用另一只手掌压住拳头，有节奏地向上向内冲出，以促使幼儿横膈抬起，压迫肺底，让幼儿肺内产生一股强大的气流，使异物从气管内向外冲出，并随气流到达口腔。

对于异物不完全堵塞气管，如果上述方法无效或情况紧急，家长应及时带幼儿到医院请医生诊治。

老年自发性气胸

胸膜破引起肺"漏气"

——老年肺气肿，胸膜易破孔

老年慢性支气管炎是多发病，有些老年人还患有支气管哮喘等疾病，加上吸烟等习惯，往往便会发展成肺气肿。在支气管、肺受损的情况下，由于咳嗽等诱因而突然出现呼吸困难，应考虑到是自发性气胸。此时，要及时排出胸腔的积气，才能缓解呼吸困难。有诗曰：老来喘咳最伤肺，肺泡鼓胀难换气；一阵剧咳难喘气，原来胸膜已"漏气"。

罗老年逾花甲，由于患老年慢性支气管炎多年，三年前体检还发现他并发肺气肿。为了控制病情，他遵照医生的建议戒了烟。经过一番调治，病情逐渐稳定。然而，今年春节不慎着了凉，使得咳嗽加重，而且伴有气促。在初五晚上，一阵剧烈咳嗽后突然觉得呼吸困难。家人急送他到医院急诊，经 X 线胸部拍片诊断为右肺自发性气胸，压缩30%，随即收留入院。入院后在病房进行抽气及水封瓶引流，经半个月后右侧胸腔气体方完全排尽，右肺复张。拔除引流后观察一周，再无气体逸出，遂痊愈出院。

了解自发性气胸

（1）何谓自发性气胸：自发性气胸是由于肺或胸膜病变，造成脏层胸膜破裂，引起空气进入胸膜腔，形成气胸。气胸产生后，胸膜腔内压力增加（正常时胸膜腔内为负压），使肺不能膨胀，肺压向肺门，甚至使气管、心脏等发生移位，被推向对侧胸腔。

（2）引起气胸的原因：引起自发性气胸的原因以慢性支气管炎并发肺气肿、支气管哮喘、尘肺、广泛肺纤维化、肺大泡破裂等较为常见。肺尘埃沉着病、肺结核空洞、肺脓肿亦可引起气胸。就老年人而言，原发病为慢性阻塞性肺气肿的占多数，发病诱因多为感染、剧烈咳嗽和哮喘。

（3）自发性气胸的分型：通常分为闭合性气胸（单纯性气胸）、交通性气胸（开放性气胸）和张力性气胸（高压性气胸）。自发性气胸其类型不同，其病情也轻重不一。闭合性气胸是脏层胸膜（包着肺脏表面的胸膜）破裂后"漏气"到胸膜腔，不久"漏口"自行闭合。此型病情最轻，漏进胸膜腔的气体经过"抽气"便可解决，如果漏气量少，不用抽气也会自行逐渐吸收。交通性气胸是脏层胸膜的"破口"敞开着，气体可以从肺部漏到胸膜腔，胸膜腔的气体也可"回流"进肺部，这种类型不能经过一次抽气就解决问题。最严重的是张力性气胸，因为脏层胸膜的"破口"呈"活瓣状"，气体不断地从肺部漏入胸膜腔而不能再"回流"进肺部，于是胸膜腔的气体不断增加，由于胸腔内的压力骤然升高，肺被压缩，纵隔移位，就会出现严重的呼吸循环障碍。

（4）老年人自发性气胸的表现：自发性气胸的症状主要有胸痛、呼吸困难和咳嗽，严重者可出现发绀乃至发生休克。① 胸痛。由于胸膜粘连牵拉、撕裂，多数患者可有不同程度的胸痛，呈刺痛或胀痛性质，咳嗽及深吸气时疼痛加剧。但老年人感觉比较迟钝，故胸痛常不如年轻人明显。② 呼吸困难。由于气体压缩患侧肺部，影响肺部的气体交换，遂可出现呼吸困难。年轻人肺压缩 <20% 时，呼吸困难可不明显，而老年人多有慢性肺部疾病，且肺功能差，虽肺压缩仅 10%，亦可出现呼吸困难。③ 咳嗽。多为干咳，为胸膜反射性刺激引起。若合并感染，则咳嗽加重，并可咳脓性痰。④ 休克。张力性气胸如未得到及时救治，患者可发生休克，这时患者表情紧张、胸闷，常挣扎坐起，烦躁不安，有发绀、出冷汗、脉快、虚脱等症状，甚至呼吸衰竭、意识不清，如不及时处理，就可能致命。

老年人自发性气胸以气促、发绀较为突出，胸痛相对较少，其类型以交通性及张力性气胸多见。患有慢性肺部疾病的老年人，特别是有肺气肿、肺大泡的患者，若咳嗽、呼吸困难突然加剧，或者经原发病治疗，呼吸困难无改善，则应想到是否发生了自发性气胸，应去医院进行检查。本病确诊并不难，X 线胸透或胸片即可明确诊断，关键是要提高警惕性。

（5）老年人自发性气胸的防治：本病的治疗，目的在于排除积气、缓解症状、促肺复张、防止复发。应根据病情采取相应的具体措施，包括一般疗法、排气疗法、胸膜粘连术和手术治疗。① 一般疗法。绝对卧床休息，少讲话，咳嗽剧烈者、烦躁不安者给予镇静剂，这样就可减少肺部活动和防止肺泡内压升高，以利于破裂口愈合和积气吸收，另外还应根据病情给予吸氧。有些闭合性气胸通过一般疗法即可望康复，若经过 1 周未愈者则需进行胸腔穿刺抽气。② 排气疗法。中、重症患者通常要在一般疗法的基础上采用排气疗法。医生会按照患者病情的轻重和进展情况采用人工气胸机抽气法或水封瓶闭式引流法。前者适用于闭合性气胸，多数一次抽气即可。后者适用于交通性气胸和张力性气胸。③ 胸膜粘连术。对于上述处理无效或复发性气胸，可采用胸膜粘连术。经引流管注入粘连剂（四环素粉、滑石粉等），通过无菌性炎症胸膜脏－壁层粘连使破口闭合。④ 手术疗法。根据胸膜裂口或支气管胸膜瘘的大小，可分别采用胸腔镜下气胸手术（采用电凝或激光治疗使破口闭合）或开胸手术治疗。

本病的预防在于对原发性疾病的积极有效治疗，控制病情的发展。同时应当戒烟和避免受凉，以防呼吸道遭受刺激或引发感染而为自发性气胸"推波助澜"。

消化系统症状

酒量急降

"酒英豪"为何"三杯倒"

——酒量骤然降，肝脏有"情况"

某超市经理老王，素有"酒仙"之称，自诩为"刘伶师兄""酒中英豪"。平日应酬一斤白酒下肚，基本上"面不要改色，心不跳"。可近来酒量急剧下降。半个月前赴宴喝了6两就有些醉意，他觉得奇怪，心想是否这几天累着了。过了几天，出席朋友的生日宴会，仅仅喝了三杯就醉倒了。邻居彭大夫劝他到医院去查查肝功能。不出所料，老王肝功能见有异常。可见，酒量短期"步步低"，警惕肝脏出问题：原喝一斤喝六两，肝脏可能已受伤；能喝八两喝半斤，查查肝功找原因。有顺口溜道：酒精代谢在肝脏，肝酶活性定酒量；肝脏功能若减退，酒量跟着骤然降。

"酒量"是说人们在饮酒不醉状态时每次的饮用总量。酒量大的人即使喝多也不醉，酒量小的人喝丁点就醉，这是怎么回事呢？科学证明酒精（乙醇）进入体内，与吸收速度、酒的浓度、酒的种类及摄食状态有关。酒在消化道内不需要消化即可吸收，吸收的速度快而且完全。一般在胃中吸收20%，其余80%被十二指肠和空肠吸收。胃内有无食物、胃壁的功能状况、饮料含酒精的多少以及饮酒习惯均可影响酒精的吸收。空腹饮酒时，15分钟吸收50%左右，半小时吸收60%~90%，2~3小时吸收100%。酒精被吸收体内后，一部分随尿、汗、呼吸排出，大部分进肝脏进行代谢，代谢物转入全身部位，在这一代谢过程中体内的乙醇脱氢酶和乙醛脱氢酶在肝脏内进行分解代谢，这两种酶含量多的人群代谢、分解酒精的速度快，则酒量大，反之则酒量小。喝点酒面部变红者（红脸）乃乙醛脱氢酶含量低，酒精被乙醇脱氢酶转变为乙醛后，由于乙醛脱氢酶不足，而不能把乙醛转变为乙酸，于是乙醛在体内蓄积而脸红醉酒。因此，酒量的大小取决于自己先天酒精分解酶的含量。当然还与饮酒情绪、心身状态、环境、健康状态都有关，饮者要根据自己的酒量适量饮酒，初涉酒桌饮酒更应注意渐渐体验自己酒量，了解自己酒量后控制饮酒量，避实醉酒，做到"花看半开，酒饮微醺"为佳。

肝脏是人体最大的解毒器官。无论是外源性摄入的有毒、有害物质，还是机体新陈代谢、微生物代谢过程中产生的有毒物质，多数都要在肝脏解毒，肝脏像体内的一个大化学工厂，许多复杂而又繁琐的生物化学反应都在肝脏内进行。同时它又是体内血液流动量最大的脏器，肝细胞产生数量众多的各种酶，血液中各种营养物质代谢产物，都是在肝脏内过滤识别，把有用的营养物质经血液输送给全身组织细胞，把有毒物质分解，经肠道、泌尿道、皮肤排出体外，是人体生存健康的"卫士"。当肝脏有病时，肝脏的各种代谢功能都会减退，对酒精的代谢也不例外。

人饮酒后，进入机体的酒精（乙醇）可经过肝内的乙醇脱氢酶的脱氢作用转变为乙醛；后者又会经乙醛脱氢酶的作用转变为乙酸，乙酸再分解为二氧化碳和水。当肝脏有病变时，必然会影响这两种酶的产生和活性，因此在原本酒量之下便会醉倒。

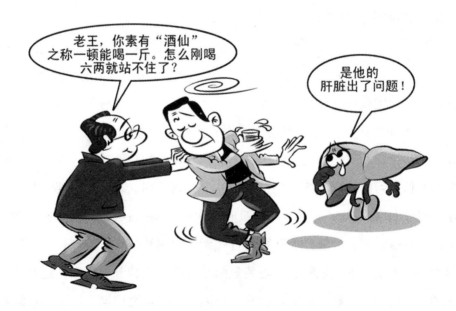

如果曾经在酒席上"骁勇善战"的人发觉自己酒量直线下降，千万不可等闲视之，这极可能是肝脏在发出警报。由于肝脏是人体内一个没有痛感神经的器官，对病毒、酒精和药物的慢性破坏前期很难察觉，所以成为"重视盲区"。无论是有肝病史的还是肝脏没有毛病的人群，如果一贯擅长推杯换盏从不怯场的人发觉酒量明显下降，便要提高警惕，因为这可能是肝脏向你发出的严重警示信号。

食欲亢进

"薛大胃"源于内分泌
——三餐食欲旺，糖尿与甲亢

前两年老薛的老伴因癌症去世，如今他已年逾花甲，但觉得异常孤寂。经婚介所牵线与三十多岁的林女士重组家庭，他们可算是忘年恋加老少配，年龄的距离并没有影响他们的"零距离"，小日子过得倒很美满。可是，近1个月来老薛突然胃口大开，但体重不仅没有"与食俱进"，反而随着进食的增多而减轻了，排尿量也随着喝水次数的增加而明显增多。去医院一检查，发现"食欲大增"的背后竟然隐藏着糖尿病，原来"薛大胃"是"遭遇"了内分泌疾病。

真是无巧不成书，林女士近日来也饭量"步步高"，而且经常吃了饭没多久就又嚷着"肚子饿"，但人却明显消瘦。医生检查后发现，她竟得了甲状腺功能亢进症。

邻居郑先生到他们家去串门，见他们煮了一大锅饭。于是调侃他们说："我是一天三顿饭，你们可是一天'三吨饭'，可得给你们授予大尉（大胃）军衔啊！"随后还给他们编了一则顺口溜："一日要吃三日粮，被人戏称'大胃王'；三多一少糖尿病，甲亢易饥饿得慌。"

当人在不长的时间内突然胃口大开，食量猛增，别以为能吃就是健康的表现。其实，食欲过度旺盛并不是什么好兆头，往往是某些内分泌或代谢性疾病的早期信号。所以，容易饿首先应去医院内分泌科就诊。此外，患肠道寄生虫病，如绦虫病也常常饥肠辘辘。

食欲亢进与疾病

（1）糖尿病：糖尿病属于内分泌代谢性疾病，此病乃大量的葡萄糖从尿液排出，糖不能充分被人体吸收利用，反馈性地刺激大脑进食中枢，使患者时常处于饥饿状态，因而需要多食以求代偿补充。此类患者除多食外，并有烦渴、多尿、体重下降的"三多一少"症状，但有的中年患者病后体重并不下降，反而出现异常肥胖，应引起注意。

（2）库欣综合征：此病乃体内皮质醇增多症所致。患者罹病后食欲亢进，同时出现异常肥胖，面部肥得像满月（十五的月亮），胸腹部脂肪堆积，而四肢却不肥胖，有时反而消瘦，与肥胖的躯干形成极为鲜明的对比，故亦称为"向心性肥胖"。

（3）甲状腺功能亢进：由于甲状腺素的大量分泌，使体内蛋白质、糖类和脂肪的分解代谢增高，热能消耗过多。因此，一日三餐之外还饥肠辘辘，各种代谢亢进的表现相应出现，多汗、心悸、体重下降。此外，各器官系统的兴奋症状也较明显，夜不能安眠、性情暴躁，手颤、眼球突出、头痛、血压升高且可出现甲状腺肿大。

此外，胰岛 β 细胞癌、钩虫病、绦虫病、肥胖性生殖无能症等疾病，亦有食欲亢进的表现。这就提示我们，凡感到自己的食欲与往常大不相同，已有较长时间特别想吃东西，就有可能是患上述疾病的早期信号，应及时去医院检查。

便　秘

"一坨粪"撂倒"何老汉"
——便秘令人愁，岂止后"股"忧

年近古稀的何老患冠心病多年，近年时有心绞痛发作。十天前在散步时不慎崴了脚，于是一周来大部分时间都在卧床休息和看报，几天没有大便。一日早餐后，觉得腹胀并有便意，入厕坐在马桶上，好久才有一坨坚硬的粪块逼近肛口，但是久久不能解出来。何老铆足劲儿屏气助阵，只此一憋气，骤觉胸骨后绞痛，随即从马桶上跌下来。家人赶紧拨打"120"求救。但待医生赶来，心跳业已停止，何老终因心肌梗死与世长辞了。

某厂厂办主任老罗还有两年就要退休了。从任职至今已有五年，由于工作繁杂，经常憋便，于是得了习惯性便秘，每次大解都要"长期蹲点"。去年体检，发现他有高血压，血压高达180/100mmHg，一直服降压药治疗。一天，他正在家中卫生间大解，厂长打来电话，说是有急事商量。老罗不敢急慢，两手攥拳使出暗劲，想解完赶快接电话。就那么一使劲，顿觉头晕目眩，一头栽在地上。家人将其急送医院，CT扫描诊断为脑溢血。经积极抢救，留下了一条命，也留下了半身瘫痪。上面2个例子说明对老年人的便秘千万不可认为是小毛病。患有高血压或冠心病的老人，解大便时切忌猛然用劲。即使没有心脑血管疾病的老年人，长期便秘也容易使大便中的有毒物质刺激结肠或吸收入血，引起结肠癌或全身不适。便秘虽可发生在任何年龄段，但以老年人常见。老年人的便秘发病率为青壮年的2~3倍，便秘成为老年人的后"股"之忧。

便秘是常见的症状，顽固性便秘不仅只是"长期蹲点"导致的后"股"之忧，还会带来种种疾病。老年人长期便秘往往会因为"方便"不方便而给直肠癌的发病提供方便。女性顽固性便秘的隐患更多，会因为便秘而影响性功能，引起不孕，并容易发生乳腺癌。有诗吟道：长期"蹲点"卫生间，后"股"之忧令人烦；最怕便秘藏隐患，肠癌"横霸"出口关。

老年人为何容易发生便秘

原因主要有以下三点。

（1）生理功能减退：老年人的消化腺逐渐萎缩退化，分泌功能降低，肠道收缩力下降，腹部肌肉也变得松弛无力，这就影响食物残渣和粪块的下移。肠肌收缩无力，大肠内粪块无法被推动，停滞时间延长，这样，不仅造成数天才排便一次，而且水分被吸收而使大便干结。

（2）饮食和生活习惯不当：老年人由于精力衰退，常常久坐或久卧，这就使得腹壁肌萎缩，同时也使胃肠蠕动减慢、减弱，使肠内食物及残渣在肠腔内滞留。老年人消化液分泌减少、味蕾退化、牙齿也松脱，于是，食量减少，加上食物过于讲究精、细，含纤维素的食物吃得较少，故也容易发生便秘。

（3）用药多，滥用泻药：老年人往往有心脑血管疾病、糖尿病或者其他老年病。有的老年人身患多种疾病，服药不少。有些药物会影响肠肌的蠕动功能，这就容易造成便秘。滥用泻药是老年人容易犯的治疗错误，有的老年人得了便秘，即用泻药，用泻药解除了便秘，但不久又再出现大便秘结，于是又服泻药。如此一而再，再而三，这就造成对泻药的依赖性，久而久之就会转变为习惯性便秘。

老年人的便秘，可由器质性疾病所引起，如结肠息肉、直肠癌、肛裂、痔疮等。但是，多数老年人的便秘皆为功能性便秘，即由于排便动力减退，食物过于精细或者药物所致。所以，调节饮食、加强运动、定时排便及合理用药是防治便秘的主要措施。

老年人便秘的隐患甚多，一是由于患有心脑血管疾病，便秘时用力排便容易发生意外；二是老年人长期便秘容易引起结肠癌，而且便秘还是结肠癌的一种表现，因此，对老年人的便秘不可掉以轻心。

除了老年人，女性便秘也危害甚多。女性便秘的发生率高于男性。究其原因乃因女性活动量少，饮食精细，加之其自身的生理特点所致。有资料显示：大约有1/4的成年人在3个月内曾发生过便秘，其中女性的发生率是男性的2倍。

便秘为何也"女士优先"

原因有如下三点。

（1）生理解剖上的差别：女性子宫在盆腔内挤压直肠，使直肠的弯曲度增大，大便通过比男性慢，因而容易产生便秘。

（2）妊娠期胎儿的影响：女性在妊娠期因胎儿增大，压迫直肠，使直肠肛门的静脉回流发生障碍，妊娠期盆底肌肉松弛，也易引起便秘及痔疮。

（3）女性生殖器官的特点：女性肛门前方是阴道，附近肌肉薄弱，加之妇女生理原因的特殊性也易致便秘。

女性便秘对身体的危害要比男性多，除了有些是与男性所共有的（如引起结肠癌和性功能障碍等）外，有些则是女性的"专祸"，如附件炎、不孕、乳腺癌等。长期便秘可致大肠癌大家已经比较熟悉，在此就不赘谈。这里重点谈谈便秘对女性的种种危害。

（1）长期便秘可影响性功能：性学家的观察和研究发现，长期便秘可影响性功能。他们观察和调查了解到，在没有便秘时，男性表现性欲旺盛。女性则会体验到，当性生活达到高潮时，将感觉到阴道会出现不同程度的收缩抽动，这时还会感觉肛门周围也会出现有规律的收缩，这种收缩可以随着性高潮的强弱起伏而加剧或减弱，这都说明女性性高潮的来临伴随着肛门的"运动"，而这正是耻骨尾骨肌（性爱肌）"工作"的结果。由于耻骨尾骨肌附着在耻骨与尾骨上，支持着骨盆内全部器官以及会阴部的肌肉，参与收缩阴道功能，完善排便功能并促进阴道紧握性，使夫妻性生活更加和谐和健康。但如果妻子长期患有慢性便秘，在性生活中，必然使耻骨尾骨肌长期处于紧张状态甚至出现性交疼痛现象，性生活就自然难以和谐了。长期如此，还将出现性欲减退、性冷淡及性厌恶。如果丈夫患有便秘，也将导致其出现系列性功能障碍症状，如阳痿、早泄、射精无力状态。

（2）长期便秘易患乳腺癌：美国加利福尼亚大学的医学专家曾对 1418 名妇女进行乳汁及分泌物检查，结果表明，每天大便 1 次的 20 人中仅有一人乳房细胞发育异常。而每周大便少于 2 次者，4 人中便有 1 人乳房细胞发育异常。这种发育异常的乳房细胞常表现为乳腺和导管上皮的不典型增生，而这种增生往往是乳癌前期病变。

长期便秘为什么易发生乳癌呢？加拿大多伦多癌症研究所的专家发现，便秘者的粪便中存在一种致突变原。经测定，该突变原与目前已知几种致癌物质类似，这些致突变原经肠道吸收后，可随血液循环进入对其相当敏感的乳腺组织，这样，发生乳腺癌的可能性就会明显地增加了。

（3）长期便秘会导致不孕：女性长期便秘，停留在肠管内排泄物中的各种细菌、病毒、霉菌等病原体，可以通过毛细血管、淋巴管直接蔓延到左侧输卵管及卵巢，引起附件炎症。一旦输卵管因炎症而发生堵塞，就会阻碍精卵相遇，造成不孕。

（4）长期便秘会"丑化"容颜：女性便秘会影响美容。由于便秘会增加女性体内毒素，导致机体新陈代谢紊乱、内分泌失调及微量元素不均衡，从而出现皮肤色素沉着、瘙痒、面色无华、毛发枯干，并可产生黄褐斑、痤疮等而使人"变丑"。

除了以上四方面的危害，长期便秘还会引起轻度毒血症症状，如食欲减退、精神萎靡、头晕乏力，久之又会导致贫血和营养不良。经常用力排便，还会促使痔疮、肛裂的形成。

由此可见，对女性便秘可不能小觑。便秘的防治虽然不是"老大难"的问题，但也要对其进行"综合治理"，为此提出科学"解秘"的几招供"秘友"参考。

"解秘"小窍门

（1）妇女在平时应做到生活有规律，养成每日定时排便的习惯。

（2）保证适量运动，避免久坐不动的工作方式，"坐班族"也要在工间抽时间活动身体。

（3）注意合理进食，减少脂肪摄入量，多吃新鲜蔬菜、水果等含粗纤维较多的食物。

（4）每晚睡觉前，最好能揉腹 10~15 分钟，以刺激肠道蠕动。

（5）每天清晨饮一杯温开水或淡盐水，能有效地促进肠道蠕动，有助于排便。

（6）经常性便秘的妇女，可在医生指导下适当服些润肠药物。

大便形状异常

大肠癌压迫"便"变样

——大便呈"异状"，大肠有"情况"

大便形状异常反映大肠（特别是直肠）的病变，其中要特别警惕大肠癌。当出现扁形或有沟槽的大便时，应及时就诊进行必要的检查。打油诗曰：大便黄褐似圆柱，质软成形一般粗；痉挛便秘排羊粪，肿物压粪出"槽沟"。

大家都知道大便的变化可以反映某些疾病的病情，于是，在大解时都会注意观察粪便的情况。然而，一般都是观察大便的颜色和性质，基本上没有人去注意其形状。

正常的大便是成形、柱状的软便。当肠道有病时，便会改变它的性状。

（1）泡沫样大便见于偏食淀粉或糖类食物过多时，可使肠腔中食物增加发酵，产生的大便呈深棕色的水样便，并带有泡沫。

（2）蛋花汤样大便见于病毒性肠炎和致病性大肠杆菌性肠炎。

（3）水样大便多见于食物中毒和急性肠炎。

（4）黏液脓性鲜血便常见于细菌性痢疾、空肠弯曲菌肠炎。

（5）果酱样大便见于肠套叠；暗红色果酱样脓血便则见于阿米巴痢疾。

（6）洗肉水样血便并有特殊的腥臭味见于急性出血性坏死性肠炎。

（7）豆腐渣样大便则常常见于霉菌引起的肠炎。

"便形"透"秘密"

几种具有特殊形状的大便，透露出某种疾病的信息。

（1）羊粪粒状：见于痉挛性便秘。痉挛性便秘因肠道神经末梢刺激过度，使大肠的肠壁肌肉过度紧张或痉挛收缩，引起大便成为小粒状或像铅笔那样的细条状（粪便通过痉挛部位时，有疼痛感觉），这种便秘经一段时间之后会出现腹泻，可发生便秘与腹泻交替出现。常见的原因是患有胃肠道疾病或某种神经失调、食用过于粗糙的食物及使用泻药过量、过久。

（2）扁形带状便：可能由于肛门狭窄或肛门直肠附近有肿瘤挤压所致，常见于直肠癌患者。大肠癌的早期症状中要注意三点：一是便血，常常呈暗红色果酱状；二是排便习惯改变，出现便秘或腹泻，或两者交替；三是大便形状改变，可出现扁形带状大便。此外，患者还有近期出现持续腹部不适、隐痛、气胀，原因不明的贫血或体重减轻及腹部肿块等。

（3）沟槽状大便：见于靠近肛门的大肠息肉或直肠肿瘤，有时息肉或肿瘤压迫粪便，致使便条侧面有一沟槽。大肠息肉越靠近肛门发病率越高，息肉大小不等，可以为带蒂的，也可以为广基的；可以分布于结肠、直肠的某一段，也可以累及全结肠和直肠；可以为单个或分散分布，也可为很多息肉聚集在一起。在小儿多为单发息肉，偶尔也有散发的；极少数患儿为多发息肉，多发息肉常有家族史，可看到其口唇有黑色色素沉着，称为"黑色素斑－胃肠多发性息肉综合征"。

大肠息肉常表现为间歇性大便表面带血，常为大便末了排出少许暗红色血，如果息肉靠近肛门则可为鲜红色血；继发感染时可伴有黏液；当息肉压迫粪便，致使便条侧面有一沟槽；长蒂或位置近肛门者偶可见到息肉脱出肛门。通常不伴有腹痛、大便干结等，排便时无肛门疼痛，大便带血与大便干、稀无明显关系。

蜘蛛痣与肝掌

蜘蛛痣肝掌报肝病
——肝掌蜘蛛痣，肝病亮标志

蜘蛛痣及肝掌见于慢性肝病，其长、消往往能够反映病情。如果无意中发现了蜘蛛痣或肝掌，则应该去检查一下肝功能。诗曰：出现肝掌蜘蛛痣，慢性肝病亮标志；体内过多雌激素，肝脏灭活已不易。

蜘蛛痣是慢性肝病的一个体征，它与肝掌一样常常会出现在肝病患者的身上，虽然它们出现在不同部位，但是，两者都与肝病密切"相干（肝）"的。

在慢性肝炎和肝硬化的患者中经常发现在脸部、颈部、手部有一种形态很像蜘蛛样的病征，恰似一个红色的蜘蛛趴在皮肤上。手掌的大、小鱼际部位出现胭脂样斑点。前者称为蜘蛛痣，后者称为肝掌（中医称为朱砂掌）。慢性肝病患者为什么会出现蜘蛛痣和肝掌呢？那是因为肝脏不仅是生命物质的代谢器官，还是人体性激素的调节和灭活器官。特别是由人体性器官分泌的雌激素，必须经过肝脏后才能使功能减弱或使活性消失。但当肝脏出现急慢性炎症或其他疾病时，对雌激素的灭活能力明显下降，结果造成雌激素在体内大量堆积，以致引起体内小动脉扩张。蜘蛛痣就是皮肤黏膜上的小动脉扩张的结果。由于小动脉扩张后酷似趴在皮肤上的蜘蛛，用铅笔尖压住"蜘蛛体"，伸展出来的蜘蛛"腿"立即消失。此痣小如小米粒，痣的直径约 0.5~2 厘米，数量少的 1~2 个，多则数百个，多见于胸部以上，面、颈及上肢手背等部位。急性肝炎患者蜘蛛痣的发生率约为 1% 左右，而慢性肝炎可达 54% 左右。蜘蛛痣的出现常和肝功能状态相平行。当肝功能恶化时，蜘蛛痣可急剧增多，肝功能好转后，此痣可由原来鲜红色变棕黑色，继而消失。

肝掌的原因与蜘蛛痣一样，它主要发生在慢性肝炎及肝硬化的患者手掌上。肝掌就是在肝病患者手掌的大、小鱼际及手指掌面、手指基部呈现的粉红色（融合或未融合）胭脂样斑点，压之退色，久者可形成紫褐色，如仔细观察可见许多星星点点扩张连成片的小动脉。肝掌也随肝功能好转而减轻或消失。

应该提醒读者的是由于蜘蛛痣与雌激素代谢有关，而妊娠期妇女因体内雌激素含量增加，会出现蜘蛛痣，这是一种正常现象。女性妊娠期出现蜘蛛痣，大多发生在妊娠 2~5 个月内出现。这种蜘蛛痣对孕妇和胎儿都不会产生不良影响，它一般在产后 2 个月内自行消失。因此，孕妇出现蜘蛛痣不要惊慌失措，更不要自认是肝病而到药店自购"护肝药"。如果实在不放心，则可到医院去做检查和鉴定。

泌尿生殖系统症状

酱油色尿

酱油尿常见蚕豆病
——尿呈酱油色，血管内溶血

酱油色尿实际上是血红蛋白尿，乃表明血管内溶血。蚕豆病大家比较熟悉，但是具有蚕豆病发病因素的人，服某些药物（特别是磺胺类药物）也会与吃蚕豆一样引起急性血管内溶血。有一种阵发性睡眠性血红蛋白尿，是慢性血管内溶血，虽然比较少见，但是容易误诊，对其应有所认识。

当红细胞（俗称红血球）在血管内被大量破坏时（即血管内溶血），原本在红细胞内的血红蛋白就会游离出来，使血浆内出现大量游离血红蛋白，并从肾脏排出，称为血红蛋白尿，其颜色呈红葡萄酒色或酱油色。经化验检查可以证实这种酱油色尿里并没有红细胞，而有血红蛋白，尿隐血试验（潜血试验）阳性。这种现象是血管内溶血的证据之一。有诗曰：尿液排出如酱油，检查却无"红血球"，原来血管内溶血，血红蛋白尿中留。

哪些溶血性贫血可能出现酱油色尿呢？常见的有蚕豆病、冷抗体型自身免疫性溶血性贫血（包括阵发性、寒冷性血红蛋白尿和冷凝集素病）、阵发性睡眠性血红蛋白尿（PNH）、由血型不合引起的输血反应等。出现酱油色尿说明有急性严重的血管内溶血。

会出现酱油色尿的疾病中，大家比较熟悉的当然是蚕豆病了。每年蚕豆上市的季节，总有一些人因为吃了蚕豆而出现腹痛、呕吐、酱油色尿，随即出现贫血、黄疸、肝脏肿大。因此被称为蚕豆病，民间称它为"胡豆黄"。其实，这是因为蚕豆诱发溶血所致。这类患者的红细胞内先天缺乏葡萄糖－6－磷酸脱氢酶（G－6－PD）。G－6－PD 可以说是红细胞的"保镖"，它在保持红细胞稳定性和抵抗药物氧化作用中发挥着重要作用。若 G－6－PD 缺乏，吃了蚕豆或某些药物（如伯氨喹啉、磺胺、阿司匹林等），即可导致红细胞破裂而发生急性溶血，严重者会引起重度贫血、酸中毒甚至死亡。患这种病的人以男性居多，全世界大约有一亿患这种遗传病的患者，只是有些人症状比较轻。对重症患者应及时送医院治疗。

上面提到的阵发性睡眠性血红蛋白尿（PNH）也会出现酱油色尿，这种病容易延误诊断。此病初次发作时患者的年龄大多在 20～40 岁。男女均可得病。它是由于血液中的红细胞膜结构的异常，导致红细胞在血管内发生破裂、崩解，产生呈酱油色的血红蛋白尿及贫血症状。本病起病缓慢，其发作常常是间歇性的，也可以因症状较轻而未引起患者的注意，也可以贫血出现后多年不发生，因而常不引起患者的重视而延误诊治。

PNH 有哪些特征呢？本病的血红蛋白尿的主要表现是尿色深如浓红茶以至酱油样。它最多发生于睡眠时，一般于半夜或清晨醒来时解出的尿最易出现这样颜色。如果睡眠改在白昼，则尿色的改变即发生于白昼睡眠后。但当发作严重时，不论夜晚或白昼均可发生，不过是白昼较轻。血红蛋白尿的发作往往是间歇性的，间歇时间自数周、数月至数年不等。约半数患者于起病时或起病后不久即有血红蛋白尿，但有些患者在贫血出现数月至数年后才出现，个别患者可以在整个病程中始终不出现这种症状，给诊断带来困难。有的患者由于血管内溶血是缓慢发生的，就不会出现酱油色尿，但是长期持续小量的游离血红蛋白经肾脏排出时，可以在肾小管上皮细胞内被分解产生一种称为"含铁血黄素"的物质，它可以通过染色反应检查出来，即"尿含铁血黄素阳性"，是慢性血管内溶血的证据，常见于本病患者。

因此，对原因不明的慢性贫血患者来说，应长期观察自己夜尿和晨尿的颜色，以便能发现诊断本病的线索。PNH 会引起一些合并症，如胆石症、静脉血栓形成等。严重的是它与再生障碍性贫血（"再障"）有密切的关系。约有25%的 PNH 可继发于"再障"，称为"再障"－PNH 综合征。而且，PNH 可以转变为"再障"，"再障"也可以转变为 PNH。因此，对它必须提高警惕！

尿线分叉

尿分"线"多因前列腺
——排尿两股线，查查前列腺

尿线分叉可因泌尿生殖系统的某些疾病或性生活后出现，但是，持久的尿线分叉，则多系老年人前列腺增生所致。

有些人小便时尿线会分叉，本来"一股"的尿线而"一分为二"，两股尿线"分道扬镳"，或一左一右，或一上一下。这种现象也有"善"、"恶"之分，前者（善者）多为偶然出现，后者（恶者）则经常发生甚至持续长久。诗曰：尿线射出分两股，"黏液"阻挡尿道口；排尿分叉若持久，前列腺肥中叶鼓。因此，对其进行鉴别是很有必要的。

尿线分叉的常见原因

（1）泌尿生殖系统的某些疾病，如尿道炎、前列腺炎等。这类疾病除了有尿线分叉外，常伴有尿频、尿急、尿痛等症状，致病原因通常有细菌、衣原体、支原体、滴虫、霉菌等。在病原微生物的侵害作用下，受累的组织器官发生炎症，尿道黏膜渗出物或前列腺分泌物增多，分泌物中含有黏蛋白成分，当分泌物流至尿道外口后水分被蒸发，黏蛋白使尿道外口粘连闭合。排尿时闭合的尿道外口在尿液的冲击作用下如果仅有部分开放，会表现为尿线变细；闭合的尿道外口呈筛格状开放时，尿线便分叉了，到尿道外口完全开放时，尿线又恢复了正常。中老年人出现尿线分叉则往往是前列腺增生所致，特别是前列腺中叶增生，正好将尿道的中间部分抬高顶起，这样，排尿时尿流就可能分成左右两股排出，形成病理性尿线分叉。

（2）在发生性激动或过性生活后，有时也会出现尿线分叉。前者因性激动使生殖器充血，尿道内腺体分泌液增多，而后者则是剩余在尿道内精液流出，作用机制与炎症时大致相同。在正常人中，有些人尿道远端和尿道口的中间部位两边会贴得比较紧，以至在排尿开始或临近结束时，尿液会从尿道口的上下两头分叉排出，这种情况则属于正常现象。

属于炎症性疾病或前列腺增生引起的小便分叉，要及时到医院请泌尿外科大夫诊治。

夜尿多

起夜频尿量"一大盆"
——老人夜尿多，肾功能滑坡

诗曰：老来最烦起夜勤，一宿尿量近一升；肾脏"老化"虽常见，其他原因要弄清。——老年人夜尿多主要是因为随着年龄的增加，肾脏的功能逐渐减退之故。但是，有些疾病也会引起老人夜尿多，常见者如前列腺增生症、糖尿病等。

不少老年人都有一个感觉：每天夜里要上几趟厕所，来回一折腾，觉也别想能睡好了。为什么老年人夜尿会增多呢？

我们知道，正常成年人每天夜里排尿最多2次，很多人夜里不排尿，这都是正常的。正常人在夜里的排尿量通常不超过300～400毫升，仅相当于全天总尿量的1/4或1/3。如果夜间排尿量超过300～400毫升，就称作夜尿多。

夜尿多是不是病呢？这不能一概而论，必须具体情况具体分析，有些人尿多是因为得了病，有些人夜尿多还不能算病。但不管怎么说，老年人夜尿多常常是肾功能减退的一个信号。

要说清这个问题，我们必须从尿的产生谈起。大家知道，我们喝的水，通过胃肠的吸收进入血管，融入血液，再通过血液流动，把它运到肾脏。肾脏里有一种特殊的结构，称作肾小球，它的作用就像一个过滤器，能把血液里大部分的水都滤出来。肾小球下面连着一条弯弯曲曲的小管，称肾小管。滤出来的水流过肾小管时，又能把其中一部分有用的成分和水分重新吸收回血液，只剩下少部分没用的成分和水分，通过输尿管流进膀胱，暂时贮存，这就是尿液。

人人都有2个肾脏，每个肾脏里的肾小球和肾小管有100万个。它们的活动程度反映了肾功能的情况。人到40岁左右的时候，肾脏就开始走向衰老，肾小球和肾小管相继发生退行性改变，数量开始减少，穿过肾脏的血管也开始硬化，肾脏萎缩，肾功能开始减退。对于65岁以上的老年人来说，肾小管的退化尤为明显。此时，肾小管不能有效地把肾小球滤出的水再吸收到血液中，也就是尿的浓缩功能减退了，从而出现昼夜排尿的规律紊乱，这就造成了老年人的夜尿多。

一般来讲，老年人的肾功能随着年龄的增长而减退。年龄越大，出现夜尿多的可能性就越大。不过，研究发现，人的体质不同，情况也不尽相同。在65岁以上的老年人中，有1/3的人肾功能和青年人是一样的，因此也就不会出现夜尿多的情况。

当然，老年人夜尿多并不只是肾功能减退一种原因造成的，还有一些老年人的夜尿多是由于某些疾病造成的，对此我们应当有所了解。

常见的可以造成老年人夜尿多的疾病有：① 前列腺增生症。② 慢性肾盂肾炎。③ 膀胱、尿道的炎症。④ 原发性肾小球疾病的后期。⑤ 慢性间质性肾炎。⑥ 慢性腹泻引起的严重缺钾。⑦ 糖尿病。⑧ 高钙性肾病。⑨ 低钾性肾病。⑩高尿酸血症。⑪干燥综合征。⑫多囊肾。⑬肾小动脉硬化症。

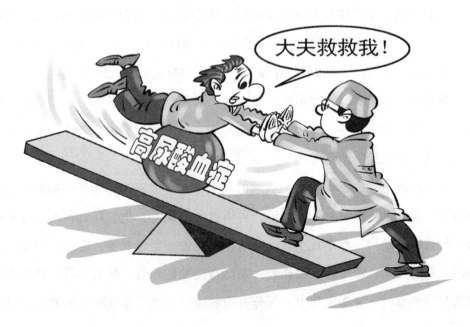

所以，当老年人如出现夜尿多时，应对上述疾病保持足够的警惕，及时到医院检查。

隐　睾

生精"巢"赴任却抛锚
——睾丸未"报到"，阴囊成"空巢"

众所周知，男性公民都有两个睾丸，"一个也不能少"。但是，有的男孩生下来却没有睾丸——"阴囊唱空城计"；有的却是"两缺一"——一个睾丸因故缺席而致"囊中羞涩"，这就称为隐睾或隐睾症。隐睾症具有颇大的隐患，因为睾丸长期停留在不正常的位置可引起诸多不良后果。因此，发现"囊空如洗"（阴囊内无睾丸）或"囊中羞涩"（单侧隐睾），就要到专科就诊。诗曰：天生"精子反应堆"，"生产基地"扎根来；谁知"神仙"不下凡，留在腹中必成灾。且看如下两例。

据报道：5岁男孩童童左侧腹股沟区（左侧大腿根）突然出现一个包块，数小时后出现红肿，疼痛难忍，随后开始恶心、呕吐。童童被送到医院后立即手术，手术中发现小肠嵌顿坏死，左侧隐睾睾丸扭转坏死，不得不切除一段小肠和已经坏死的睾丸。

据某报报道：18岁的青年小余在半岁时，被父母发现只有右侧一只睾丸，父母认为有一只也够用了，就未及时带他进行手术治疗。上个月起，小余开始感到右侧睾丸疼痛，他和父母才一起去医院就诊。检查发现，小余"消失"的左侧睾丸一直隐藏在腹股沟内，而他的右侧睾丸已发生癌变。医生为小余做手术，使其左侧隐睾归位，并切除了右侧癌变的睾丸。遗憾的是，由于隐藏时间过久，左侧睾丸生精功能已无法恢复，小余基本失去生育能力。

以上两例就足以说明隐睾症具有严重的潜在风险，因此，对其必须有充分的认识和进行积极的处理。

（1）睾丸原籍在腹腔：话说睾丸的"户口"虽然落在阴囊，然而其原籍却腹腔。原来，睾丸是胚胎在母体内第六～第七周时开始形成的，当胚胎发育到3个月时，睾丸仍位于腰部脊椎两侧、腹膜后肾脏的下方。以后，在某些因素促使下，随着胚胎的发育逐渐下降，在第六～第七个月时降至下腹部的腹股沟管，于第九个月时通过腹股沟管下降至阴囊内。

（2）"赴任"途中被羁留：通常男孩出生后，睾丸已经到阴囊"报到上岗"，而阴囊也就是睾丸的永久居所。但是，有时摸捏阴囊对睾丸进行"查岗"时，却发现睾丸"不在岗"，这就说明睾丸"脱岗"或"窜岗"。有些儿童的睾丸只能在阴囊的上方或腹股沟部摸到，称为假性隐睾或异位睾丸。如果睾丸位置过高，完全停留在腹腔内，可能就摸不到睾丸了，这就是所谓真性隐睾或睾丸下降不全。那些睾丸虽已下降，但有时却又像捉迷藏一样缩回腹腔或腹股沟内，并再回到阴囊内的游离睾丸，并非真正的隐睾。

据调查，约2%～18%的新生儿睾丸未降至阴囊内（早产儿可达20%～30%），大多数在数月内可下降至阴囊。1岁以上的男孩仍有0.8%～1%未下降。成人隐睾者占人群的0.2%～0.4%，其中1/10系双侧隐睾。看来，1岁以上的患儿睾丸自然下降的机会是很少的。2岁以后，下降不全的睾丸会出现病理改变，随年龄的增长，病变趋于严重。研究表明，6～10岁的隐睾已出现轻度萎缩，11～15岁时已明显萎缩，16岁以后则严重萎缩，即使手术也难以恢复正常。因此，双侧隐睾应在2～3岁矫正，而单侧隐睾在5～6岁前矫正，效果较好。

（3）久在"囊外"风险多：隐睾的最大后患是造成不育，使男子"断了香火"：睾丸长期停留在不正常的位置（阴囊之外）可引起如下不良后果。

①萎缩：阴囊具有自行调节温度的能力，使阴囊内温度较腹腔低1.5～2.5℃，以维持睾丸的发育和精子形成。睾丸未下降至阴囊内，生后2年内还只有轻度的组织改变，在2～5岁以后就会引起睾丸发育不全或萎缩。所以两侧隐睾可使90%的患者不育。

②恶变：隐睾患者恶性变的危险较正常阴囊内睾丸大 20～48 倍；而腹腔内睾丸恶性变的危险较腹股沟睾丸大 5 倍。睾丸先天性缺陷以及睾丸处于不正常的位置、周围温度较高是隐睾发生恶性变的原因。一般认为睾丸固定术并不能预防恶性变，但有人认为 10 岁以前做睾丸固定可减少恶性变的机会。

③外伤：睾丸位于阴囊内，活动度较大，外伤的机会较小。位于腹股沟的睾丸，当腹肌收缩时腹股沟管也收缩，其中的睾丸即受到挤压。腹腔内睾丸也经常受腹压改变的挤压。

④扭转：隐睾之睾丸可能有睾丸引带、提睾肌附着异常或睾丸鞘膜的附着异常，形成"钟垂样改变"，因而易于发生睾丸扭转。

⑤其他：隐睾患者大约 65% 合并斜疝。此外，空虚的阴囊可引起患儿或患者自卑感、精神苦闷、性情孤僻。

（4）发现隐睾宜早治：有人通过电子显微镜观察，发现隐睾者在 2 岁以前手术，成年后有 87.7% 的人有正常生育能力，在 3～4 岁时手术则仅有 57.1% 的人有正常生育能力。年龄越大，手术后生育能力越低，故最好的手术时间应选在 2 岁左右，否则会影响睾丸的功能，造成不可逆的损害，而影响婚后的生育。

遗憾的是，很多人对隐睾不够重视，直到成年才到医院就诊，甚至婚后发现不育，再想手术为时已晚。有的已经恶变，只得行睾丸切除术。

隐睾的治疗主要有激素治疗和手术治疗两种。激素治疗的主要作用是促进生殖细胞转化和促进睾丸下降，由于激素治疗有很多副作用，近年来颇受争议而受到严格限制。手术治疗是最安全、疗效最佳的治疗方法。手术应在 1～2 岁进行，尤其是双侧隐睾，手术治疗绝对不能超过 2 岁。绝大多数隐睾患儿通过 1 次手术便可治愈，少数高位隐睾者需要 2 次手术治疗。随着腹腔镜技术的应用，需要 2 次手术治疗的患儿明显减少。因此，家长发现孩子没有"蛋蛋"或只有一个"蛋蛋"，就要赶快带孩子去看医生，以便得到及时的治疗。

妇科疾病症状

野蛮"好友"

"大姨妈"也会"逗你玩"
——有时"来好事"，也会变坏事

女人都有一本难念的"经"，不少女士都因未能拥有一本"正经"而痛苦，可见月经病是不可小觑的，它不仅困扰患者，且易误诊误治。有顺口溜道：女人有本难念"经"，经期麻烦累全身；头痛膝痛下腹痛，有时还会"发神经"。

月经，是女性的生理现象。第一次月经来潮（初潮），说明女孩子已经进入青春期。人们给月经取了"好朋友"、"好友"或"来好事"的雅号。粤桂港澳地区则俗称"大姨妈"。然而，这个"好朋友"往往有些"任性"、"调皮"，爱给女人制造恶作剧，给她们找麻烦，添乱子，"大姨妈"也爱"逗你玩"，于是成为女同胞们的"野蛮好友"。

杨女士就是连遭"好友"捉弄的女人。她在大学时期经常发生痛经，打从结婚有了孩子之后，痛经减轻了。年届而立，事业有成，正要再创辉煌之际，这"好友"又来捣乱。从去年年底开始，她常常无故咯血，到医院就诊，X线检查肺部有结节阴影，曾怀疑为肺结核，但不久复查肺部阴影不药自愈。然而，以后又有咯血，肺部阴影再现。后来她终于摸出了发病规律：咯血及肺部阴影随月经的潮起潮落而出现和隐没，经妇科医生会诊，诊断为"月经性咯血"，采取抑制卵巢的性激素治疗而得到控制。

常言道："做女人难"，其中一难就是女人都有一本难念的"经"。这本"经"所以难念，乃是它会在经期捣乱，引起一些月经病。

常见的月经病

（1）经前期紧张综合征：有些人在每次行经前五六天，可出现心烦意乱等现象，如情绪不稳定、易冲动、焦虑不安、心情烦闷等。有人甚至有头晕、失眠、恶心、呕吐等症状。也有些少女突然出现与精神病相似的症状，故又称为"月经周期性精神病"。出现这些症状的原因，主要是由于月经期间体内雌激素和孕激素平衡失调所致。

维生素 A 和维生素 B$_6$ 都对其有预防作用。在月经开始前 14 天开始，每日服 20 万单位维生素 A，直至月经来潮为止；或每日服维生素 B$_6$ 200 ~ 800 毫克。还可口服不含雌激素的避孕药。

（2）月经性头痛：有的妇女行经前一天开始出现头痛，月经停止后消失。其发生机制是月经期间由于内分泌的变化，体内抗利尿激素和醛固酮分泌增加，使得肾脏排出水分和钠盐减少，导致水钠潴留而引起水肿，严重者脑组织发生水肿即可引起头痛。

有些青春期女子，在行经期会出现偏头痛，乃因经期体内内分泌失调导致脑血管舒缩功能障碍引起的发作性头痛。此症可采用低盐饮食，必要时服利尿剂即可减轻。口服酒石酸麦角胺可以控制其发作。

（3）月经性膝痛：此症又称为月经前水潴留综合征。乃因月经前雌激素比值不平衡而影响体内水、盐的正常排出，于是膝关节内的脂肪垫便会受到影响而肿胀，压迫了垫内敏感的神经丛，就引起了膝关节痛。脂肪垫长期反复肿胀，进入中老年期之后，就会逐渐变得肥厚，发生纤维化，并能摩擦周围的滑囊，引起滑囊炎或滑囊渗液，那就会形成持续性的膝关节痛。

本病的预防，在于饮食清淡，少进咸食。出现症状可采取以锻炼为主的治疗方法，即患者坐立，两下肢伸直，足跟着地，两侧踝关节交替做背屈然后放松的动作，早晚各练一次，每次 10 ~ 15 分钟。必要时可口服布洛芬止痛。

（4）月经性哮喘：有的女性常在月经来潮前 3 ~ 5 天开始出现哮喘，并逐渐加剧，用氨茶碱等效果不明显，但在经期后 1～2 天即可自行缓解，并迅速痊愈。但在下次月经来潮又可复发。其发生机制与月经期体内前列腺素 F2α 合成增加有关。由于 F2α 可使支气管平滑肌收缩，而在经期中血浆的前列腺素 F2α 明显升高，遂导致支气管平滑肌收缩，气道阻力增加而引起哮喘。有报告用酮替芬每次 1 毫克，每日 2 次可控制哮喘的发作。

（5）月经性气胸：有的妇女肺部无何疾病，却在经期突然发生气胸；这种自发性气胸每次都在经期发生，反复发作。经研究认为是一种子宫内膜异位症，乃子宫内膜伴随血液循环或淋巴循环将内膜碎片种植在肺和胸膜上。这些远离子宫的内膜，也会像在子宫"本土"的内膜一样，在月经来潮时发生脱落，于是便发生气胸。月经性咯血的发生机制也与气胸相同。

月经性气胸 90%～95% 发生在右侧，多数患者胸腔气体量小，故可自愈。气体量较多者经穿刺抽气往往即可缓解。妊娠或用抑制排卵的药物（如避孕药）可防止其发生。

（6）月经性皮疹：月经疹常在月经来潮前 1～3 天发生，月经结束 1～2 天内消退，主要是在面部、躯干、四肢皮肤出现红斑疱疹、荨麻疹或紫癜。个别出现全身性疱疹型月经疹，则病情较重。月经疹是一种变态反应。一般认为行经前卵巢分泌孕甾酮骤增，患者对自身孕甾酮发生过敏。其预防可于月经后 4 天起至 24 天服己烯雌二醇，能控制皮疹复发。治疗则可采用抗组胺药或皮质激素。

（7）月经性鼻衄：某些妇女在行经前或行经期间，会发生规律性鼻衄。极个别的即使不来月经，也会每月或间隔一段时间流一次鼻血。这种现象俗称为"倒经"，医学上称为"代偿性月经"。这是因为鼻黏膜上皮细胞的某些特殊部位对体内雌激素水平的变化极为敏感，当月经来潮前，雌激素分泌旺盛，鼻黏膜也像子宫内膜那样充血、肿胀，并会随雌激素水平的骤然下降而发生周期性出血。极个别病例系鼻黏膜有子宫内膜"种植"而随经期出现鼻衄。

除了上述几种"月经病"之外，作为女性最常见的是大家比较熟悉的痛经——月经性腹痛。原发性痛经多在未婚的女青年中发生，婚后即会缓解。此外，经期还会出现乳房痛、牙痛、口腔黏膜或外阴溃疡等。可见，"大姨妈"也爱"逗你玩"，"好朋友"也有时会对你不友好，所以，了解"好朋友"的某些"坏脾气"，就可对它进行相应的防治。

经期气胸

"深宫女"流浪到远方
——"宫女""打工"去，惹起肺"漏气"

"不要问我从那里来，我的故乡在远方……这是著名歌曲《橄榄树》的歌词。其实，也是'子宫内膜异位症'的自白。"这是妇幼保健院方主任查房时常给下级医生讲解该病的开场白。说到这句歌词，倒真要说说一位搞音乐的子宫内膜异位症患者。

某中学音乐老师张女士于 2010 年 6 月 16 日因右侧胸痛 2 天入院。当天 X 线胸片示右侧气胸，肺叶压缩，胸膈角处少许积液，肺野内无明显异常阴影，诊断右侧自发性液气胸，7 月 13 日胸片示右侧液气胸全部吸收。询问其病史，她先后于 2007 年 5 月、2008 年 7 月、2009 年 9 月、2010 年 1 月于劳累后发生右侧自发性气胸 4 次，其中 2 次伴右侧胸腔少量积液，均在 1 个月内完全吸收。据她陈诉，每次自发性气胸发作均在月经前后 1 ~ 2 天。她 15 岁月经初潮，平时月经正常。8 年前结婚，婚后生过一个孩子，已经上小学。曾做过两次人工流产术，经期发生气胸是在 2006 年第二次人工流产手术后一年发生的。接诊的方主任告诉张女士，她多次发生的气胸称作"月经性气胸"，是由于子宫内膜碎片"流浪"到胸腔里去"打工"惹的祸。张老师不解，子宫里的内膜为什么会跑到胸腔来呢？方主任对她说："你是搞音乐的，《橄榄树》的歌词有一句——为什么流浪，流浪远方……现在我就跟你说说子宫内膜为什么会流浪远方的"。由于经期肺部急症常常是来自子宫的"非法移民"制造的，即上半身的急症竟来自下半身。有一则顺口溜可以加以概括：相约经期"肺漏气"，子宫内膜"玩把戏"；例假一来便咯血，"移民"从不讲客气。"

原来，子宫内膜的特性是增生活跃，在性激素的控制下，周期性地发生脱落、出血，就是月经。此外，它还有移地生长的特性。长在子宫内的内膜组织异常地移植到子宫外的其他部位"定居"（如盆腔、胸部等）称作"子宫内膜异位症"，多系月经期脱落的子宫内膜碎片，随经血逆流，经输卵管进入盆腔，种植在卵巢表面或盆腔的其他部位。有的内膜组织还会随腹部运动及胃肠蠕动，从盆腔"流窜"到上腹部，穿过有缺陷的膈肌而抵达胸腔。然而，子宫内膜碎片更多系通过血行和淋巴运达胸腔的，它可种植在气管－支气管壁、肺部和胸膜上，这就会发生气胸、咯血等急症。这也可以说是"宫女"（子宫内膜碎片）外出到肺部"打工"，而惹起的乱子。那么，为什么这些"远方来客"会在经期"作怪"呢？那是因为这些落户到胸腔的子宫内膜碎片，它的"本性"还是与子宫"本部"的内膜一样，会在雌激素的作用下发生变化。随着月经的潮起潮落，它们也会脱落。在气管－支气管壁者，脱落时就会出现咯血；在胸膜或胸膜下者，脱落时使胸膜出现裂口，则肺内气体便外漏到胸膜腔而发生气胸；脱落时伴有出血便会出现血胸。

月经性气胸多发生在 30～45 岁的妇女，做过人工流产术或剖宫产术者较易发生。其发病多在月经来潮后 1～2 天，也有在经前出现者，90% 以上均在右侧，多见于右下叶。其症状根据漏出气体量即肺组织被压缩程度而定。轻者仅有胸闷、气紧而不被重视；重者则可出现呼吸困难、发绀和胸痛。做体查和 X 线检查容易确诊。

月经性气胸多为闭合性气胸，即胸膜的裂口漏气后即闭合而不再漏气。也有的是裂口在漏气后不是很快闭合，于是气体可在肺部与胸腔之间进进出出，称为交通性气胸。有的则裂口形成活瓣，气体不断地漏入胸腔而不能倒流入肺，这就称为张力性气胸，但经期发生这种气胸者非常罕见。

经期肺部急症（气胸、咯血）通常不难确诊。但是当其第一次发病却容易误诊，会误认为其他病因引起的肺部疾病。但是月经性肺病有病程短并随月经过后即缓解的特点，于是，当其反复发作并与月经"结伴"而来时，患者就知道是因为"来了好事"导致肺部"出了坏事"。

月经性肺部急症在严重发作时应及时处理，如闭合性气胸量多者要胸穿抽气，交通性气胸则应抽气后接着做闭式引流，直至肺部复张。若有胸腔积血也要抽出。有些反复发作且症状严重的气胸，可行胸膜粘连固定术治疗。月经性咯血要给予止血药物止血。

为防止其复发，通常是采用药物引起假孕或假绝经来抑制异位的子宫内膜组织。假孕疗法是用高效孕激素（异炔诺酮和己酸孕酮）并辅以小剂量雌激素（乙炔雌二醇）以造成类似妊娠的人工闭经。假绝经疗法主要用丹那唑，它能抑制卵巢激素的合成，使子宫内膜萎缩，导致患者短暂闭经。如果病情反复而严重，而且通过保守治疗效果不佳者，则可行子宫输卵管卵巢切除术进行根治。

少女泌乳

大姑娘泌乳可寻因
——少女泌乳汁，有奶不是娘

少女泌乳会给姑娘带来烦恼，往往会被家长或同事怀疑她"不检点"——未婚有孕。其实此种现象并非大姑娘偷吃禁果所致，而是脑下垂体肿瘤或高泌乳素血症惹的祸，可到医院去做相关检查（如头颅 CT 等），便可明确诊断。有诗曰：少女泌乳似"荒唐"，不失童贞要当"娘"；血中增高泌乳素，垂体肿瘤"戏"姑娘。

小霞年方二八，正在高中读书，成绩优异，是班里的学习尖子。这位品学兼优的少女，却在近年来发生了难以启齿现象——溢乳。她把这件事告诉妈妈，妈妈一听 16 岁的闺女竟然乳头渗奶，肯定女儿做了什么见不得人的坏事，和哪个男孩子有了不清不楚的关系。女儿说她每天都按时上学回家，哪有时间去玩？课业那么重，哪有心思去交男朋友？说完哭着跑进自己的小房间关上了门。做母亲的也觉得小霞一贯认真读书，生活上非常规矩。于是，第二天便带女儿去医院就诊。接诊医生问了小霞的病情后，特别详细询问了她的月经情况。原来，当妈的也知道女儿的月经有些不正常，便把小霞的月经的情况向医生一一陈述：小霞是 13 岁来的月经，头几年，她月经周期规律，量中等，与别的正值青春期的少女一样，乳房发育也没有异样。但近1年，小霞发现自己月经周期出现了变化，周期越拉越长，一两个月来一次，甚至两三个月来一次。而且每次的量也越来越少，有时仅有点滴状出血。曾经带她去看中医，服了不少汤药和中成药，并未见效。又带她去看西医，每次医生总是给她打几针黄体酮，月经就多少会来一点。但近来，打黄体酮也不管用了，她已经有3个月没有来月经了，现在又出现奶头渗出奶水的情况。

医生听了小霞母亲的陈述，便开单让小霞去做了相关检查，包括血中泌乳素水平、B超以及头部CT扫描等。小霞母亲听说孩子要做头颅CT扫描，心里暗暗嘀咕，怀疑医生是不是为了医院"创收"而乱开检查单。于是问医生："孩子这病是乳房问题，为什么要做头部CT呢？"医生告诉她溢乳现象有的是由于脑下垂体瘤引起的，头颅CT扫描就是为了排除这一情况。经上述各种检查后，排除了其他器质性病变，最后确诊小霞患的是闭经－泌乳综合征。接诊医生便对小霞母亲和小霞讲述了关于溢乳现象的相关知识。

正常人体内各种激素的水平是相对稳定的，相互之间又有一定的制约和抗衡作用。如果某一种激素水平过高或过低，会使人发生相应的疾病和躯体上的某种改变。

女性青春期，出现最早也是最明显的第二性征是乳房发育和身体迅速增长，乳房发育常常是少女性发育最明显的起点。青春期的女孩首先会察觉到胸部乳头发育突出。随着乳腺发育，脂肪和血管增多，使整个乳房隆起，这一变化从外观上就可以看出。同时，乳头四周棕色的乳晕逐渐扩大，乳房充分发育，大约有80%的女孩到16~19岁时乳房发育接近成人。

乳房发育过程中是不分泌乳汁的，其原因应从泌乳素的来源说起。泌乳素是从人脑里的一个内分泌腺，称作脑下垂体（大约有1克大小，状似蚕豆）的细胞产生的，但是它还要受到下丘脑分泌的泌乳素的抑制因子控制，限制脑下垂体分泌泌乳素，所以泌乳是产妇育儿的一种特殊功能。一般妇女，尤其是青春期女孩是不出现泌乳现象的，出现泌乳则是异常现象。

青春期女孩出现泌乳现象的原因

（1）脑垂体里发生了泌乳素性腺肿瘤。

（2）由于脑垂体细胞受下丘脑分泌的泌乳素促进因子的刺激，泌乳素分泌失调，产生高泌乳素血症。患这种病的人时常还伴有闭经的症状。

小霞就是血液中泌乳素的激素水平过高而出现了溢乳现象，而这种溢乳现象也正是导致她闭经的根本原因。

泌乳素这种激素是由脑垂体前叶分泌的，它在血液中浓度过高后，一方面可以刺激乳腺分泌乳汁，另一方面可以抑制脑垂体分泌促性腺激素，血液中的雌激素和孕激素水平就会下降。雌激素和孕激素是子宫内膜赖以周期性地增生和脱落并形成月经的激素，它们的缺乏或浓度不够，月经也就无法形成。

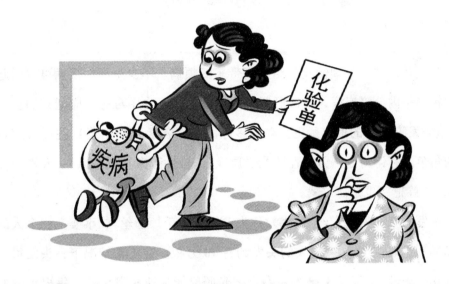

从大量临床病例分析来看，大部分患者的检查结果，除了血中泌乳素水平增高以外，查不到其他器质性的病变，这部分患者称为"特发性高泌乳素血症"，小霞即属于这种情况。

除此以外，有少部分的高泌乳素血症是由于脑垂体肿瘤引起泌乳素大量的分泌所造成的，让小霞做头颅 CT 扫描就是为了排除脑垂体肿瘤的可能性。

此外，服用某些作用于中枢神经系统的镇静剂，如氯丙嗪、酚塞嗪以及口服避孕药等，也可使体内激素水平紊乱，间接性地造成泌乳和闭经。只要诊断明确，对于少女的闭经－泌乳综合征，是可以治愈的。如果垂体有肿瘤，可以用伽玛刀治疗，不用开颅就可以治愈；如果不是肿瘤，只是高泌乳素血症，服用溴隐亭就可以治愈，但是必须在医生指导下服用。

毛发异常

脱 发

"烦恼丝"凋落添烦恼

——"顶峰"不长草，戏称"电灯泡"

脱发乃是"三千烦恼丝"给人们带来的烦恼。不少全身性疾病可以引起脱发，特别是内分泌疾病、慢性肝肾疾病、肿瘤、药物中毒等，应把它们当作为"制造秃发事件"的重点疑犯。在诸多原因中，激素（荷尔蒙）往往扮演着重要的角色。有诗为证：男士容易秃"顶峰"，雄性激素"耍威风"；女性脱发查根源，"首犯"也是荷尔蒙。

头发，雅称为"青丝"，佛教称头发为"三千烦恼丝"，事实上一个人的头发远远不止 3000 根，一般人的头发约有 10 万根。在正常情况下，头发每日生长约 0.3 毫米，3 天长 1 毫米左右。阳光照射能加速头发生长。每根头发的寿命，一般为 2~3 年，最长的可达 6 年。

头发不仅能保护头皮，还能反映人的健康状况，通过观察头发的细微变化可以察知疾病。头发主要由角蛋白构成。在头发中含有 20 多种氨基酸和各种微量元素。据报道，测定头发中微量元素的含量，就可对多种疾病进行诊断。

头发由于种族和地区的不同，有乌黑、金黄、红褐、红棕、淡黄、灰白，甚至还有绿色和红色的。科学研究证明：头发的颜色同头发里所含的金属元素的不同有关。黑发含有等量的铜、铁和黑色素，当镍的含量增多时，就会变成灰白色。金黄色头发含有钛；红褐色头发含有钼；红棕色的除含铜、铁之外，还有钴；绿色头发则是含有过多的铜。在非洲一些国家，有些孩子的头发呈红色，是严重缺乏蛋白质造成的。

在正常的情况下，头发并不都是同步生长，大约有90%以上的头发在生长，10%以下的头发在自然脱落。成年人一天约有50～100根左右头发脱落。因为头发脱落与生长保持相对平衡，所以不显出有脱发现象。但如果头发脱落多于生长，就会形成头发稀疏，其至形成秃发。秃发的原因很多，有的是生理性的，如妊娠、分娩后脱发；也有的是病理性的，主要由各种疾病引起，如伤寒、肺炎、头癣、贫血、癌肿等。此外，还有遗传因素。

当成人一天掉头发超过100根，则可能是秃发。不少男士因为烦恼丝"不辞而别"而平添烦恼。秃发有多种，常见者有斑秃和早秃。斑秃在民间称为"鬼剃头"，乃系突发的秃发事件，多在一夜之间头上便亮出一块"荒地"。不过，这种秃发不是"地中海"而是"莫愁湖"，因为它多为精神因素所致，比较容易治好，所以劝君"莫愁"。早秃又称为男性型秃发（男秃）或脂溢性秃发（脂秃），俗称谢顶。这种被民间认为"十个光头九个富"的秃发患者中，有90%以上的男性都是脂秃。脂秃是一种有特征性款式的秃发，这种脱发遵循着一定的规律，脱发往往首先开始于前额两侧的额角处，然后慢慢向头顶部延伸，这就是所谓的"M型脱发"。发病之初，仅仅表现为毛发脱落的数量多于以往，这种现象不容易引起患者的注意。随着时间的推移，脱发的数量明显增多，毛发也开始变得稀疏、纤细、柔软，长度缩短，并出现局部毛发完全脱落或仅留少许毳毛，前额的发际线也从两侧往后退缩。当然，也有一些男士脱发先从头顶开始，逐渐向四周延伸，这就是所谓的"地中海型"脱发。人们戏称前秃（"M型"）为"黄土高坡"，后秃为"地中海"。前者堪称"空前"，后者堪称"绝后"。有的人却是"M型"＋"地中海型"，那么头部的大部分版图都成为"不毛之地"，也就统称它为"空前绝后"罢了。

男秃多见于20～30岁的男性，其病因主要与遗传及雄性激素有关，而它的遗传特性要在雄性激素作用下才会表现出来。雄性激素中引起男秃的主要成分是双氢睾酮（DTH）。高浓度的DTH会造成头皮的毛囊微小化，缩短头发生长期，从而使头发稀疏变少，并随年龄增长秃发越发明显。本病多见于同一家族，家族中男性常有类似病史，青春期前不发生早秃。女性乳腺癌患者接受大量雄激素治疗也可发生与本病相似的秃发。此外，如细菌性皮炎、忧郁症、甲状腺功能减退症、糖尿病以及产后、服用避孕药等，都会引起一时性的异常脱发，但其秃发之"款式"与男秃有别。

秃发的男子往往会非常苦恼甚至自卑，经常对镜兴叹，特别是因为谢顶而影响求职或求偶时，便失去了自信而对不争气的脑袋耿耿于怀。有些人像阿Q一样，对"头顶大事"十分敏感。怕去买"电灯泡"而担心遭人取笑；怕用五毛的角币因谐音"无毛"；怕在女生宿舍的楼下走过，让异性的眼球居高临下地扫描那荒芜的"顶峰"；怕理发师问自己头上历历可数的几根头发该如何打发和分配——那根向左，那根向右？其实，这些害怕大可不必。在公众场合下对待秃发最明智的办法是自我调侃，先发制人。葛优常说："热闹的大街不长草，聪明的脑袋不长毛"。凌峰说自己"绝顶聪明"。美国第三十四届总统艾森豪威尔堪称"秃帝"，这位"童山濯濯"的元首，常常以自己拥有一颗"光芒四射"脑袋而自豪。他的财政部长汉弗莱也是个秃头。他们第一次会见时，艾森豪威尔和他握手并且说："我注意到你梳头的方式完全和我一样"。看，这就说明自嘲者必然自信。

值得提醒的是，秃发是许多疾病的症状，有的还是疾病的早期信号。因此，不能仅仅认为秃发只是影响容貌而已。由于后天各种因素所致的秃发可由一些严重或顽固的疾病所引起，所以，了解可以引起秃发的疾病就很有必要。

谁可引起脱发

（1）内分泌功能障碍性疾病：如脑垂体前叶功能减退症、性腺功能减退症、甲状腺功能减退症、甲状旁腺功能减退症。

（2）严重急性传染病：如伤寒、麻疹、流脑、重症流感、猩红热等。

（3）慢性疾病：如肾炎、肝硬化、恶性肿瘤、结核病、系统性红斑狼疮等。

（4）皮肤病：如麻风、梅毒、剥脱性皮炎、黄癣、脓癣、秃发性毛囊炎、局限性硬皮病、扁平苔藓、脂溢性皮炎、放射性皮炎等。

（5）药物性因素：如砷剂、醋酸铊、环磷酰胺、氨甲蝶呤、白血宁、5－氟尿嘧啶、争光霉素等。

眉毛脱落

"稀疏眉"查查"内分泌"

——眉毛渐渐稀，麻风或"甲低"

眉毛脱落不可小觑，它往往反映一些"难治之症"。出现眉毛脱落，就要认真对待，及时就医，把它当成"火烧眉毛"的急事来办。有顺口溜曰：顽症往往会掉眉，眉毛渐渐变得稀；麻风梅毒"席汉病"，"甲腺"功能已减低。席汉病和甲状腺功能减低均是内分泌疾病，相对较为常见，因此，出现眉毛稀疏，先去内分泌科瞧瞧，若排除内分泌疾病，也就要考虑是否为麻风或梅毒等顽疾了。

据2008年1月18日《现代快报》报道，一位中年男子，由于眉毛脱落等症状，曾经辗转寻医三年而未能确诊。后来到东南大学附属中大医院皮肤科就诊，医生根据他眉毛脱落而考虑有麻风病的可能，经过相关检查，终于确诊为麻风病。

一名苏北农村45岁的男性患者，3年前他感觉四肢发麻，特别是小腿皮肤变得粗糙，而且出现斑疹结节等皮损区。后来，他的双脚皮肤也出现了溃疡，眉毛和胡须莫名脱落。他曾去当地医院就诊，但一直被当作皮肤病进行局部治疗。

日前，他到中大医院就诊，接诊他的医生发现他的眉毛脱落，而这是麻风病的一个典型症状，就开始怀疑他得了麻风病。经过专家会诊和病理活检，并在显微镜下找到了麻风杆菌，他才被确诊为麻风病。

鲜为人知的是眉毛可以反映某些疾病，患者通常也很少注意和观察眉毛的变化。其实，眉毛出现脱落现象常常是一些比较严重的疾病的一种表现。除了麻风外，产后大出血引起脑下垂体功能减退的西蒙－席汉综合征，也会出现眉毛脱落；甲状腺功能减退的患者也有眉毛脱落的症状。因此，我们不要忽略对眉毛的观察，在照镜子时，不妨对眉毛也瞄上一眼，有时也可能从中发现疾病的信息。

有不少人不知道眉毛的生理功能，以为只是面部的点缀。事实上眉毛是眼睛的一道天然屏障，它可以挡住飘浮的灰尘入眼，因其根部富有油脂，又可拦住下流的汗水。如果说眼睛是心灵的窗户，那么，眉毛则是窗子上面的雨篷。眉毛的多寡因人而异，与遗传有一定关系，浓眉者可达一千多根，稀疏者也有数百根，这都属于正常现象。但是，有的人眉毛仅有数十根或全部脱落，这就是异常现象了。我国的俗语把十万火急的事情说是"火烧眉毛"，说明眉毛的重要性。眉毛严重脱落应该认为是"火烧眉毛"的疾病信号，不可等闲视之。

（1）西蒙－席汉综合征：患者可出现眉毛、头发、腋毛、阴毛和全身的汗毛变稀或全部脱净，全身消瘦、精神萎靡、表情淡漠、困倦欲睡、食欲差、外生殖器萎缩，这是由于脑垂体前叶功能减退所致。脑垂体前叶功能减退可由产后大出血或产褥感染、脑垂体受肿瘤压迫等引起。首先，妊娠时脑垂体有生理性肥大，易受损伤。产后大出血、产褥感染或难产，易引起垂体血管栓塞或血栓形成，导致垂体坏死、萎缩、纤维化。其次垂体或附近的肿瘤压迫使垂体逐渐萎缩。其他如脑部炎症、垂体手术等也可引起本病。本病预后较差，任何不良的刺激如受寒、感染、低血糖、低盐、多饮水等均可导致严重的昏迷，抵抗力较低的患者，容易死亡。

（2）麻风病：眉毛的外 1/3 皮肤肥厚，眉毛脱失，常为早期麻风病的特征。麻风病是一种慢性传染性皮肤病，以皮肤周围神经的损害为主要症状，有的患者还可有淋巴结、眼、鼻、肝、脾等器官的损害。

（3）二期梅毒：其眉毛、胡须甚至头发可成片不规则性脱落，毛发有不同程度的折断，呈虫蚀样或羊食草状，这是梅毒对毛发损害的特征。梅毒是一种性传播疾病，除侵犯皮肤外，还可侵犯全身任何组织器官。

（4）甲状腺功能减退症：本病也可表现为眉毛稀疏，尤其是眉毛外 1/3 脱失明显，头发也呈弥漫性稀疏，部分呈羊食草样的斑状脱落，原因是甲状腺功能减退后引起全身代谢能力降低，毛发营养不良所致。

胎毛疯长

"假毛孩"多系"内脏癌"
——胎毛遍身长，恶瘤暗中藏

胎毛，民间称为"寒毛"，是正常人遍体都有极为细软的毳毛（俗称毫毛），这是人类进化过程中的遗迹。它虽然经常更换，但是终生存在。若胎毛在体表疯长，常常暗示癌肿在内脏生长，前者是现象，后者是本质，我们要透过现象看本质。诗曰：胎毛疯长非毛孩，面部毳毛一排排；"毛病"并非真"毛"病，原来内脏潜伏癌。

有一种称为获得性胎毛增多症的疾病，指的是在成人期间突然出现大量弥漫性的胎毛样毳毛，这种现象以女性为多见。常先自面部的颊、颌、额和耳部起始，逐渐扩展至颈、肩、躯干和上肢，最后可扩及全身，但掌蹠无毛囊处不发生。其分布不具有男性型，也不伴任何男性化表现，原有的正常毛发及其分布也不改变。这些新出现的毳毛呈白色，柔软，抚之如丝绸感，长 1～3 厘米，最长可达 10 厘米，生长速度极快，每周可长 2.5 厘米，外观看去是白茸茸的一片。除了毳毛增多外，同时还会有舌炎、舌干燥和味觉异常，口腔黏膜上有点状色素沉着。据报道，自 1945～1989 年，全世界发现了 29 例毳毛增多症。这 29 例患者后来都无一例外地患上了癌症。这些癌症包括肺癌、淋巴癌、子宫体癌、乳腺癌、卵巢癌、肝癌和结肠癌等。

这种毳毛增多常出现在肿瘤播散的时候。肿瘤进展时，毳毛范围明显扩大；肿瘤切除后，毳毛也停止发展。特别重要的是，毳毛的增多可在内脏肿瘤的主客观症状呈现的前几个月，甚至前几年出现，具有重要的临床意义。这是目前发现的唯一的和绝对的内脏恶性肿瘤的皮肤标志。因此，必须对成人出现的胎毛样毳毛提高警惕，在轻度和少量毳毛刚出现时，应立即去医院检查。当然也要指出，大量毳毛的出现并不是某一种肿瘤的特有标志，它更不能确定肿瘤的位置和性质。

为什么肿瘤患者会发生毳毛增多呢？其原因尚不清楚，但是可以肯定毳毛增多并非肿瘤转移至皮肤，它的发生表明毛囊回转到胚胎阶段。有许多学者推测，是不是肿瘤分泌了一种原始激素刺激毛囊所致？研究表明，恶性肿瘤细胞可分泌一些激素，这些激素可能是体液性多肽、胎儿肠激素，或只存在于胎儿的尚未确定的一种"滋养"物质，但这些激素到目前还未在患者的体内找到。

虽然获得性胎毛增多症是体内恶性肿瘤的一个标志，但对它的诊断必须慎重。除了掌握它的特征以外，还要与许多有多毛的疾病相鉴别，如俗称"毛孩"的，是一种与遗传有关的先天性胎毛增多症。男性毛发过度生长引起的多毛症，大多与男性激素分泌失调有关。另外，使用某些药物或一些疾病也会引发多毛。